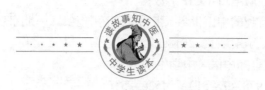

奇妙有趣的中医世界

主 编 张 明 陈运中

编 委（以姓氏笔画为序）

王 健 邓旭光 刘振权 李 莉 肖 伟

余尚贞 张树峰 范 恒 胡 真 倪京丽

黄 彬 彭 进 魏一苇

中国中医药出版社

·北 京·

图书在版编目（CIP）数据

奇妙有趣的中医世界 / 张明，陈运中主编 .—北京：中国中医药出版社，2018.1

（读故事知中医·中学生读本）

ISBN 978 – 7 – 5132 – 4526 – 5

Ⅰ . ①奇… Ⅱ . ①张…②陈… Ⅲ . ①中医学 – 青少年读物 Ⅳ . ① R2–49

中国版本图书馆 CIP 数据核字（2017）第 250920 号

中国中医药出版社出版

北京市朝阳区北三环东路 28 号易亨大厦 16 层

邮政编码 　100013

传真 　010-64405750

河北仁润印刷有限公司印刷

各地新华书店经销

开本 　880×1230 　1/32 　印张 6 　字数 110 千字

2018 年 1 月第 1 版 　2018 年 1 月第 1 次印刷

书号 　ISBN 978 – 7 – 5132 – 4526 – 5

定价 26.00 元

网址 　www.cptcm.com

社 长 热 线 　010–64405720

购 书 热 线 　010–89535836

维 权 打 假 　010–64405753

微信服务号 　zgzyycbs

微商城网址 　https://kdt.im/LIdUGr

官 方 微 博 　http://e.weibo.com/cptcm

天猫旗舰店网址 　https://zgzyycbs.tmall.com

如有印装质量问题请与本社出版部联系（010-64405510）

《读故事知中医·中学生读本》
丛书编委会

主　审　孙光荣　王国辰

总主编　何清湖

编　委（以姓氏笔画为序）

于国泳	马　波	马恰怡	王　凡	王　洪
王　健	王文举	王伟明	王国玮	王绍洁
王路林	王锡民	尹　艳	巴元明	邓玉萍
邓旭光	艾　静	付中原	冯国湘	朱　吉
朱　林	朱　嵘	朱可奇	朱冬胜	朱爱松
刘文华	刘百祥	刘振权	刘喜德	刘富林
江顺奎	江国荣	汤　军	许雄伟	孙相如
孙贵香	杜东玲	李　昊	李　莉	李伟伟
李劲松	李晓屏	李铁浪	李新华	李燕平
杨法根	杨俊丽	肖　伟	肖丽春	吴　节

吴天敏	吴若飞	吴素玲	邱建文	何光宏
何渝煦	余茜	余尚贞	谷井文	汪栋材
沈红权	迟莉丽	张红	张明	张晋
张文安	张立祥	张若平	张松兴	张树峰
张晓天	张晓阳	张冀东	陆敏	陈洪
陈燕	陈运中	陈其华	陈实成	陈筱云
武忠	范恒	范慧敏	林晓洁	林嬿钊
欧江琴	周大勇	郑心	练建红	项凤梅
赵红	赵红兵	胡真	柳静	闻新丽
姜丽娟	姜劲挺	袁斌	贾杨	贾军峰
贾跃进	顾军花	倪京丽	徐红	凌江红
高昌杰	郭红	郭健	郭文海	郭艳幸
郭海英	郭蓉娟	黄谷	黄彬	黄飞华
黄金元	曹淼	龚少愚	崔瑛	麻春杰
商洪涛	梁永林	梁兴伦	彭进	彭锐
彭玉清	董波	董健强	蒋茂剑	韩平
韩春勇	韩冠先	谢胜	谢沛霖	熊振芳
樊东升	德格吉日呼	潘跃红	霍莉莉	
戴淑青	魏一苇	魏孟玲	魏联杰	

前　言

中医药是我国宝贵的文化遗产，是打开中华文明宝库的金钥匙。它既是致力于防病治病的医学科学，又是充分体现中国传统人文哲学思想的文化瑰宝。中医药的两大特色是整体观念和辨证论治，强调天人合一，形神合一，藏象合一，其所提出的"治未病"等防病治病的理念更是越来越受到国内外的重视。进一步传承、保护、弘扬和发展中医药，使更多当代学生了解、认可和传播中医药，使中医药随着时代发展永葆生机。这不仅对于中华文化的传承、繁荣以及中华民族的伟大复兴具有极为重要的意义，更是我们每一位中医人的责任。

身心健康和体魄强健是青少年成长学习，实现梦想，以及为祖国和人民服务的基本前提。青少年拥有健康的体魄，民族就有兴旺的源泉，国家发展就有强盛的根基。但是，目前学校、社会对于学生的健康教育和思想教育的重视程度还有待进一步提高。中医药作为中国传统文化的重要载体，对于传授医药健康知识、提升青少年传统文化素养等具有重要的意义。然而，值得指出的是，由于社会环境观念的转变，当代青少年接触中国传统医药学较少，对中医药文化知识缺乏了解，甚至由于目前市场上出现的一些良莠不齐的中医药宣传读物而导致他们对中国传统医学产生误解。正是在这样的背景下，我们编纂《读故事知中医·中学生读本》系列丛书，希望能使更多的青少年了解中医药，喜爱中医药，传承中医药，传播中医药，同时通过学习这些中医药小知识提高自己对于健康和疾病的认识，进一步强壮青少年一代的身体素质。

本系列丛书立足于向青少年传播中医药知识和文化，通过生动讲述一篇篇精挑细选的中医古文经典，追随古代医家的行医历程，能够让青少年感受华佗、张仲景等名家大医救死扶伤、拯济天下苍生的医德精神；通过细致讲述一则则关于中草药的美丽传说，介绍各地盛产的道地中药，能够让青少年领略祖国山河的富饶辽阔和中药的多姿多彩；通过深入浅出地介绍一个个常见疾病，分析如何运用中医药治疗感冒、发烧、青春痘、肥胖症等，能够让青少年对中医有系统的了解，掌握一些防治疾病的中医药基础知识。

愿本丛书能帮助诸位同学丰富阅历，开阔眼界，健康身心，茁壮成长！能帮助中医学走进校园，走近青少年，走入千家万户！

何清湖

2017 年 9 月 1 日

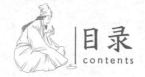

目录
contents

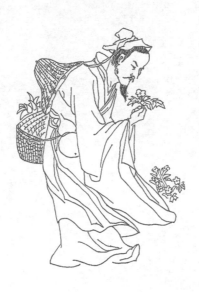

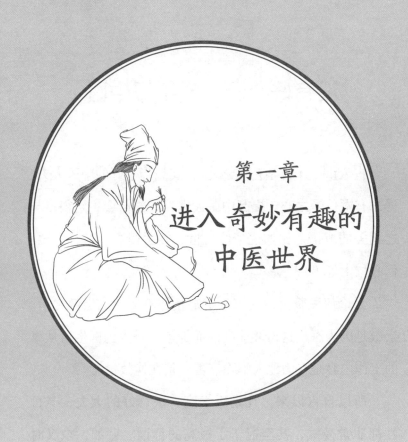

第一章

进入奇妙有趣的
中医世界

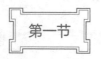

第一节

没有好心肠，学不好中医

古人讲"未曾学艺先学礼"，要想当个好的中医大夫，得先有颗仁爱之心。提起中医大夫，同学们会想到很多与之相关的成语，比如说华佗再世、妙手回春、杏林春暖、仁心仁术等等。

无论何种赞美，大家肯定都是怀着无比的崇敬之情。崇敬是因为医生这份职业高尚而神圣，是因为医生所从事的工作内容是在为他人解除痛苦，是在挽救生命。

所以自古以来，凡是医术高、医德好的大夫，老百姓都非常爱戴，甚至冠予了极高的称谓。譬如，东汉时期的张仲景被称为"医圣"，明代名医李时珍被后人称为"药圣"。

当然，医生这一职业的门槛很高，并不是随随便便什么人都能跨得进去的。除了要读医书、学技能，还要具备必不可少的内在品格，简单来说就是要有一颗仁爱慈悲之心。

晋代有一位名为杨泉的名医，他在自己的著作中写有这样一句话，可谓为后世对医者论述的典范。

"夫医者，非仁爱之士不可托也；非聪明理达不可任也；非廉洁淳良不可信也。"

这句话是什么意思呢？大意就是说：从事医生这一行业，就必须要仁爱聪明，要淳朴忠良。

医者，德为先。长久以来，这个道理被历朝历代的医家奉为从业信条，不敢违背。

在古代社会，没有集中看病的大医院，大夫们必须要走乡串户，跋山涉水，亲自前往患者家中赴诊。试想下，如果大夫没有一颗医德仁心，怎么会不顾寒暑险峨一心赴诊呢。

元代的名医朱丹溪年纪很大了的时候，有人请他出诊他还是会有求必应。他的徒弟担心他的身体劝他注意休息，朱丹溪就讲道："患者生病时，每时每刻都在经受痛苦的

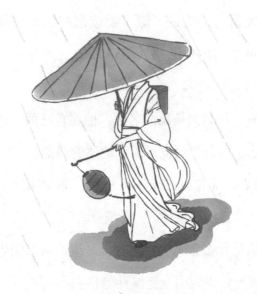

折磨，我怎么能安心在这里享受呢。"

因此，古代学医的徒弟学成出师时，师父就会送徒弟两件礼物：一具灯笼和一把雨伞。意思是告诫徒弟们，当患者请求出诊时，不管刮风下雨还是天黑路滑，都要立即前往，不容迟疑，承担起救死扶伤的责任。

所以，要想成为一名优秀的中医大夫，首先必须要具备高尚的医德。如果没有医德仁心，即便你的医术再怎么高明，不去挽救患者又有什么用呢。

健康所系，性命相托。医生责任重大，从医者唯有恪守医德，孜孜不倦，竭尽全力除人类之病痛，方能对得起他人寄予的那份信任和崇敬。

现在常说，中医是中国的瑰宝，我们要传承和弘扬它的精髓。什么是它的精髓，我觉得仁心仁术就是它的精髓，正是千千万万的医者先人们身体力行铺就出来的治病救人的道德轨迹，最终才成为中华民族最为宝贵的财富。

第二节

想学中医，这四本"秘籍"一定要掌握

同学们看武侠小说，知道很多武功秘籍，诸如《九阴真经》《易筋经》等等，只要学会了这些上乘功法就能令自己的功力大增，然后称霸江湖。

中医也有属于自己的秘籍，虽然这份秘籍不会让你拥有阴阳互易、颠倒乾坤的能力，但却是从事这一行业必不可少的敲门砖。如果你不能掌握，那就会像是没有拿过枪的士兵，上了战场只能被敌人追着打。

那中医的秘籍是什么呢？会不会也像武侠小说描写的那样，深藏

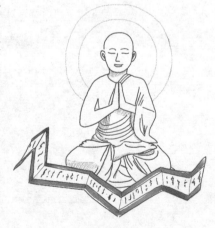

于一个不为人知的地方，只有经过一番腥风血雨的厮杀才能得到？

　　当然不是，它们非常容易获得，而且几乎在任意一个书店里都能看到它们的身影，那就是被誉为中医四大经典的《黄帝内经》《难经》《神农本草经》和《伤寒杂病论》。

　　《黄帝内经》是我国最早的医学典籍，系统阐述了人体生理、病理，以及疾病的诊断、治疗和预防等问题，奠定了中医学的理论基础。可以说，没有《黄帝内经》的成书，今日中医这门学科的发展可能都是个未知数。

　　《难经》传说为战国时期扁鹊所作，内容包括脉诊、经络、脏腑、阴阳、病因、病理、营卫、腧穴、针刺等基础理论，同时也列述了一些病证，被认为是最重要的古典医籍之一。

　　《神农本草经》是现存最早的中药学专著，里面记载了三百多种药材。医药不分家，作为大夫，不但要诊断患者患了什么病，还要知道用什么药材能驱散病魔，所以自古以来《神农本草经》都是中医大夫必读的一部书籍。

　　《伤寒杂病论》是东汉名医张仲景博览群书，广采众方，凝聚毕生心血写成的书籍，也是我国最早的临床诊疗专书。此书在世界上影响深远，日本一些著名的中药制药工厂如小太郎、内田、盛剂堂等，出品的中成药中有60%以上的方都取自于《伤寒杂病论》。

根深才能叶茂，总体来说，这四本医书是中医的根本。

中华文明五千年，中医一直在默默地守护着我们伟大的中华民族。大约在七百年前，欧洲暴发鼠疫，有四分之一的欧洲人失去了生命，而中国五千年的历史中虽也有记载过瘟疫流行，但从未有过像欧洲一样惨痛的记录，这就是中医不可磨灭的功绩！

所以，作为阳光的少年少女，我们应掌握一定的中医知识，挖掘中医药这份巨大的宝藏，争取将来成为一名中医人，为人类健康贡献力量。

认识阴阳学说，是"读懂"中医的第一步

一般大家常用"阳刚"来形容男人，用"阴柔"来形容女人。

那大家知道，为什么男人是"阳"，女人是"阴"，这里边的"阳"和"阴"到底代表着什么含义呢？

阴阳学说，是古人在观察自然现象中归纳出来的，用以解释自然现象的一种哲学思想。

阴阳最初的含义非常朴素，是指日光的向背，向日为阳，背日为阴。就连现在我们也习惯用阴面和阳面，来形容房屋是否向阳。再后来，古代思想家便将阴和阳，升华为抽象的哲学概念，解释世界万物两种对立和相互消长的物质势力。

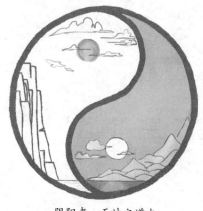

阴阳者，天地之道也

简单来说，阴和阳就是世间万物最基本的对立关系，一切主动、积极、向上、凸出之物皆为阳。被动、消极、向下、凹进之物皆为阴。就像是左和右，前和后，刚强者为阳，柔弱者为阴，代表的是事物的两面性。天与地、日与月、水与火等，都可以用阴阳来概括它们的特性。

黄帝曰："阴阳者，天地之道也，万物之纲纪，变化之父母，生杀之本始。"你看，古人是不是很有智慧？大道至简，世界万物那么复杂，古代先哲们竟然用阴阳两个字就概括完了。难怪《周易》上也说"一阴一阳之谓道"。

而中医药文化作为祖国文化的一部分，自然受到阴阳学说的影响。春秋战国时期，医学家就开始将阴阳概念应用于医学理论之中，中医的经典古籍《黄帝内经》，就是用阴阳学说来阐述医学中的诸多问题以及人与自然界的关系。所以，要想"读懂"中医，了解阴阳学说就是要做的第一步。

在中医看来，阴和阳的关系有几个特性。首先，它们是对立制约的，像白昼与黑夜、运动与静止、上升与下降、潮起与潮落，阴阳双方既对立，又统一，它们看似相差千里，但只有在一起才能构成完整的事件。如春夏之所以温热，是因为阳气上升抑制了秋冬的寒凉之气；秋冬之所以寒冷，是因为阴气上升抑制春夏温热之气的缘故。自然界春夏秋冬的交替其实是阴阳相互制约、相互消长的结果，阴和阳的对立统一才造就了丰富多彩的一年四季。

其次，阴和阳是互根互用的，即它们虽然代表着事物中相互对立的两个方面，但具有相互依存，互为根本的关系。每一方都以另一方的存在作为自己存在的前提和条件。就像是一对欢喜冤家，相爱相杀。如果人体内阴和阳之间互根互用的关系被打破，就会造成"阴阳离决，精气乃绝"的局面。

再次，阴和阳是交感互藏的。交感即阴阳二气在运动中相互感应而交合，就会发生相互作用。在自然界中，天之阳气下降，地之阴气上升，阴阳二气交感，就会形成云、雾、雷、电。在人类群体中，男人和女人相爱，阴阳和合才能孕育生命。互藏即阴阳双方中的任何一方都包含着另一方，阴中有阳，阳中有阴。

最后，也是最为重要的是，阴与阳在彼此不断增长和消减的过程中维持着动态的平衡。《淮南子》中说："天地之气，莫大于和。和者，阴阳调。"于天地而言，阴阳平和则风调雨顺；于人体而言，阴阳平和则健康长寿。

不过在社会活动中，人们随时都会处于自身机能状态和外界环境的干扰中，这种干扰往往会打破这种动态平衡。因此，在各种环境条件下，动态维护人体机能的协调平衡就成为养生的宗旨。生命在于运动，而运动的目标就是达到动态平衡。

所以，《素问·生气通天论》就说："阴平阳秘，精神乃治。"阴阳平衡才是拥有健康的根本。我们养生保健的最终目的也是为了追求"阴阳平衡"这种最佳状态。

辨证论治是中医独特的优势

话说东汉年间，府吏倪寻、李延两人都患了头痛发热的症状，于是两人便一起找神医华佗看病。

经过仔细地望色、诊脉，华佗开出两张处方分别交给倪寻和李延两人，并交待取药回家煎服。两人兴高采烈地拿着方子去药铺取药，可药取出来后两人就傻眼了。

因为，倪寻取的药物属于泻药，而李延取的药物则是解表发散药。他们想：我俩患的是同一症状，为什么开的药方却不同呢，是不是华佗弄错了？

于是，他们回去向华佗请教。

华佗解释道：倪寻的病是由于饮食过多引起的，病在内部，应当服泻药，将积滞泻去，头痛就会好；李延的病是受凉感冒引起的，病在外部，应当吃解表药，风寒之邪

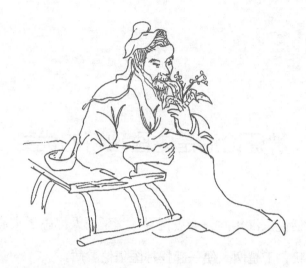

随汗而去，头痛也就好了。

看似相同的症状，其实是不同原因造成的。中医诊疗就是要透过现象看本质，像大唐狄仁杰断案一样，通过宏观分析，再从细处着手，层层剥茧，最终找到引起疾病的元凶，并对症下药。

这就是辨证论治的思维观念，也是中医药最独特的优势所在。

疾病的因素是复杂多变的，看病不是做判断题，对就是对，错就是错。症状是病邪作用于人体所发生的反映，但有时症状的表现不一定反映出了疾病的真相，中医称之为"假象"，这就要求中医大夫们做到极其细致的辨证。

比如说眩晕症状，有的人是因为高血压，有的人是因为低血糖，但表现出来都是天旋地转、眼冒金星。如果医生把高血压引起的眩晕当成低血糖来治，那肯定不能达到救人的效果，甚至还会适得其反，加重患者的病情。

所以，中医有句名言叫："临证如临阵，用药如用兵"。兵法，诡道也，虚虚实实，一定要当心。看病如此，生活上何尝不是如此，很多时候我们不能被事物的假象所迷惑，必须经过深入分析，做出属于自己的正确的判断。

学会用整体观念看问题

　　话说古代有一个小学徒，跟着师父学了几年医术，便觉得自己可以独当一面，于是便执意辞别师父，自立门户在药铺坐诊。

　　第一天，碰见一位喊着脚痛的患者，小学徒便照着师父以前治疗脚痛的方子开给患者。小学徒本想着这一剂药下去，患者就应该好得差不多了，没想到几天后患者前来复诊，说现在脚倒是不痛了，但头却开始痛了起来。

　　小学徒便又按着治疗头痛的方子给患者开了药，几天后患者再来复诊，小学徒问病情有没有好转，患者回答说头上的病虽然好了，但疼痛感又跑到了手上。

　　小学徒这才意识到自己医术尚不成熟，于是赶紧摘了牌子回到师父身边，并向师父请教。

师父说，患者痛处游走不定，是因为身体内肝气郁结。气随血行，行到哪里，哪里就经络受阻，相对应的部位就会表现疼痛症状。看病不能只看局部，而不看整体，想要治好这位患者的病，就需要疏通他体内郁结的肝气，而不只是把关注点停留在疼痛的部位上。

果真，师父给患者开了一副治理肝气郁结的方子，很快患者的疼痛就消失了。

朱熹在《朱子语类·朱子十一》上说："今学者亦多来求病根，某向他说头痛医头，脚痛医脚，病在这上，只治这上便了。"

处理问题不从全局考虑，不究其根本，什么地方有问题就在什么地方解决，这便是头痛医头，脚痛医脚。

而中医治病是从整体着眼的，非常重视人体本身的统一性、完整性及其与自然界的相互关系，认为人体是一个有机的整体。构成人体的各个组成部分之间在结构上不可分割，在功能上相互协调、互为补充，在病理上则相互影响，这种机体自身整体性和内外环境统一性的思想即整体观念。

　　在整体观念的指导下，中医不但认为人体各部分脏器之间相互联系，而且与自然界也互为相通。例如："心者，生之本，神之变也，其华在面，其充在血脉，为阳中之太阳，通于夏气。"

　　这就是说心主血脉，心气旺盛，心血充盈，则脉搏和缓有力，面色红润而有光泽，舌体红润有神。我们通过观察面色、舌头、血脉的表象，就可以得知"心"的情况。而且"心"还与自然界夏季相通，这也是为什么心脏病患者的症状会在夏天有所缓解的原因。

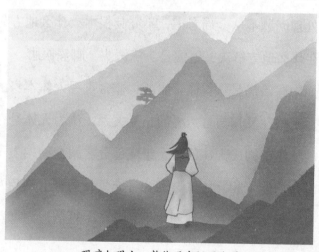

观病如观山，整体观念纵观全局

还有，中医大夫治疗牙痛，常常取手背合谷穴，因为合谷穴能通调手阳明经气，有清泄脏腑、引火下行的作用；治疗因高血压引起的头痛，常用吴茱萸压细粉敷于脚心涌泉穴上，这都是整体观念的体现。

总之，中医治病不同于西医，中医不拘泥于头痛治头，脚痛治脚这种对"症"治疗的框框。而是从整体观念出发，随症施治，灵活变通，从不"一叶障目不见泰山"。

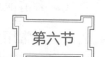

什么是木、火、土、金、水

　　但凡是了解点中国传统文化的，想必都知道些五行知识。什么"命里犯水""五行缺金"，算命先生的那些词语，总是能说上几句。可是，大家知道"木、火、土、金、水"到底是什么含义吗？

　　世界是物质的，这一点古人也认识到了。但是这些物质到底是什么，则需要认真摸索。而在长期的生活和生产的实践过程中，古人发现木、火、土、金、水与生产活动最为密切。水和火，关系着百姓的饮食；土，关系着万物生长；金与木，同样也是从事手工业不可或缺的材料。

　　这五种物质这么重要，古代先哲便把这五种材料抽象化为哲学概念，对他们的特性进行了高度的概括。

　　《尚书》记载："五行，一曰水，二曰火，三曰木，四曰金，五曰土。水曰润下，火曰炎上，木曰曲直，金曰从革，土爱稼穑。"此时的五行，已经从木、火、土、金、水，五种具体的物质中抽象出来。

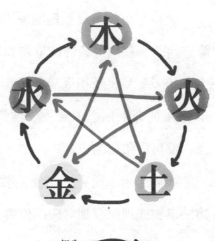

相生 →
相克 →

水曰润下，指的是水具有滋润、向下的特性，引申一下，就是凡具有滋润、下行、寒凉、闭藏等性质和作用的事物或现象，都可以归属于水。譬如，我们把女人比喻成水，就是这个道理。

火曰炎上，指的是火具有炎热、上升、光明的特性。凡是具有温热、上升、光明等性质或作用的事物或现象，都可以归属于火。

木曰曲直，指树木的枝条具有生长、柔和、能屈能伸的特性，引申为凡具有生长、生发、条达、舒畅等性质或作用的事物和现象，都可以归属为木。

金曰从革，金属质地刚硬，可做兵器以杀戮，所以沉降、肃杀、收敛等特性的事物和现象，都可以归属于金。

土爱稼穑，泛指人类种植和收获谷物的农事活动，引申为凡具有生化、承载、收纳等性质或作用的事物和现象，都可以归属为土。

了解了木、火、土、金、水的特性，我们就可以为身边的事物或现象找到对应的位置了。

比如对方位而言，日出东方，生机勃发，与木生发的特性类似，所以东方就属于木；南方炎热，与火类似，故南方属火；北方寒凉，与水特性相似，故北方属于水；西方日落，与金沉特性相似，故西方属金；而天地之中，土地肥沃，孕育万物，所以中央属于土。

再就季节而言，春天主生长，属木；夏天炎热，属火；长夏蕴藏万物，属土；秋季萧瑟，属金；冬天寒凉，属水。

经过一番解释，"木、火、土、金、水"五行的含义是不是还挺简单的？大家完全可以发散思维一下，看看身边的事物或现象都属于什么性质。

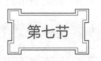

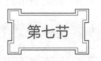

五行之间的关系

　　五行之间除了每一个都有自己独立的特性之外，它们之间还存在着相生相克的对立制约关系。

　　木、火、土、金、水之间，它们通过相互之间动态的相互资生和相互制约的关系，构成了一个整体。就像春、夏、长夏、秋、冬构成五季；酸、苦、甘、辛、咸构成五味；风、暑、湿、燥、寒构成五气；青、赤、黄、白、黑，构成五色……

　　任何时候，我们都不能抛开其他，而单独地看待其中的一面。不然，就会犯了"只见树木，不见森林"的错误。

　　五行之间，相互联系的最基本表现就是：相生相克。相生，是指木、火、土、金、水之间存在着有序的递相资生、助长和促进的关系；相克，是指木、火、土、金、水之间存在着有序的递相克制、制约的关系。

五行之间相生的关系是这样的：木生火，火生土，土生金，金生水，水生木。这一个"生"字奥妙无穷，包含着促进、孕育、滋润、生化等各种积极的含义。五行相生，如同是母子关系，一方孕育出另一方，木生火，即木为火之母，火为木之子。

相克的关系则是这样的：金克木，木克土，土克水，水克火，火克金。克，我们可以理解成压制，一方的力量比另一方强，金克木，就是金的属性制约着木的属性。同时，在五行相克关系中，任何一行都有"克我"和"我克"者。以木为例，木在克土的时候，又同时被金所克。

这种相生相克的关系，使五行之间形成一种动态的平衡关系。如果一方出现异动，就会打破这种平衡。比如，金生水之间的关系，金的特性如果减弱，就不能生水，金与水的相生的平衡就会破坏。

再比如木克土的关系，正常情况下，木的特性要比土的特性强盛一点，才能达到制约效果，但如果土的特性出现异常，比木还强盛，那木就会反受其侮，被土克制。这种情况，在五行学说中称之为"相侮"。

另外，相克关系虽然是一种制约关系，但是克制的一方也不能"恃强凌弱"，不然就会克制太过。比如木过于强盛，就会克土太过，土就会更加衰弱。这种情况，在五行学说中称之为"相乘"。

相乘和相侮，都是不正常的相克现象。当这种现象出现的时候，就表示五行间平衡的秩序被打破了。而如果发生在人类身上，就会引起健康方面的问题。

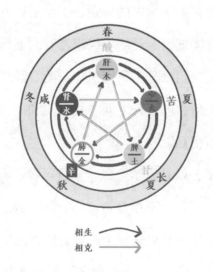

相生 ⟶
相克 ⟶

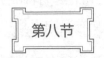

以"五行"看"五脏"

中医药是在古代哲学思想指导下的实践医学，五行学说自然对中医理论发挥着不可估量的指导意义。

五行学说在中医学中的应用，主要是以五行的特殊性来分析研究机体脏腑、经络等组织器官的五行属性；以五行之间的生化克制来分析研究机体脏腑、经络等生理功能之间的相互关系；以五行之间"相乘"和"相侮"来阐述病理情况下的相互影响。

简单概括，就是要学会以"五行"看"五脏"。注意，这里所说的"五脏"不单是指"心、肝、脾、肺、肾"五个解剖器官，还包括以这五个脏器为统领的生理系统。

前边已经介绍了五行的含义，那现在我们就可以把肝、心、脾、肺、肾用五行归归类。

当我们郁闷生气的时候，肝脏所在的胸胁位置就不舒服，这是因为肝喜欢舒畅不喜欢抑郁，所以肝属木；心脏主管全身血脉，血脉又有温煦之功，为全身提供能量，所以心属火；脾主消化，我们吃的食物全靠脾脏运化成营养物质，跟"土爱稼穑"的特性一致，所以脾属土；肺主呼吸，肺气以肃降为顺，有清肃之性，所以肺属金；肾管着人体小便，本身又有润下的特性，所以肾属水。

看，只要我们清楚五脏各负责什么生理机能，给它找到相配属的五行就并不是什么难事。当然，在理解的基础上，大家还可以通过一个口诀来巧记五脏与五行的关系。那便是：木、火、土、金、水——肝、心、脾、肺、肾。

这样通过五行这个桥梁，我们就可以得到五脏与其他事物的联系。又可以将自然界的五方、五时、五气、五味、五色等与人体的"五体、五液、五官、五志"等联系起来。

以肝脏为例，肝属于木，五季中春又属木，五色中青又属木，五志中怒又属木。以数学中等量代换的理论来看，A等于B，B等于C，则A等于C，所以肝与春、青、怒等有着潜在的联系。

我们常说，"春季养肝""多吃青菜养肝""怒气伤肝"，就是在这个理论上建立的。五脏配五行，五脏又联系着自己所属的五体、五官、五志、五气等，把自然、机体各部分联结在一起，从另一个角度看，这也正是中医整体观念的体现。

五脏除了五行所属，我们还可以用五行的关系来看待五脏之间的关系。

木生火，火生土，土生金，金生水，水生木，相对应五脏的关系就是，肝生心，心生脾，脾生肺，肺生肾，肾又生肝。

肝藏血以养心，所以肝生心；心阳又能温脾，所以心生脾；脾气散精上济于肺，所以脾又生肺；肺气肃降下行以助肾水，所以肺又生肾；肾生精滋养肝，所以肾又生肝，这就是五脏之间相生的关系。五脏相互制约的关系，我们以此类推同样可以如此理解。

总之，五行就像是串珠子的绳子，有了它，就能把所有相关联的事物或现象串在一起，来指导我们生活实践。

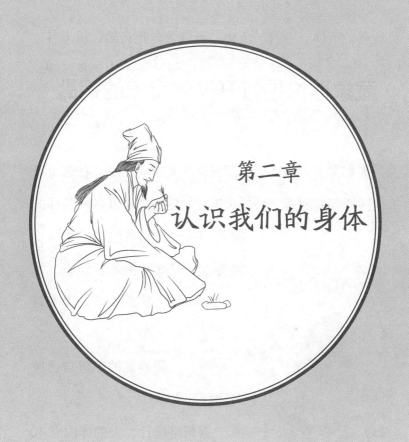

第二章
认识我们的身体

第一节

藏象理论是打开身体宝库的钥匙

人如果有灵魂的话，那身体便是灵魂的家。在这个家里，同样拥有厨房、餐厅、客厅、卧室，以及各式各样的

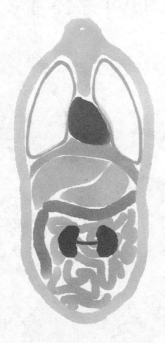

家具。家中打扫得整洁，家居功能齐全，灵魂才能住着舒服。家中乌烟瘴气，缺东少西，灵魂就不安稳。

可是，我们真的了解自己整日居住的家吗？

据粗略统计，人的体内有40万亿～60万亿个细胞，140亿个脑细胞；2平方米的皮肤，10亿个神经末梢，206块骨骼，200

万～500 万个汗腺，639 块肌肉；肌肉由 60 亿条肌纤维组成，肌肉内毛细血管总长度可达 10 万公里；一滴血液在人体循环一周所用时间约为 22 秒……

你看，我们小小的身体是不是一个大大的百宝箱？装纳了不计其数我们赖以生存的细胞、组织和器官。这些宝贝，可能我们穷极一生也难以探索完毕。

但是我们知道，古代的先哲们非常聪明，善于大道至简，总是能把复杂的问题简单化。他们在对人体进行解剖分析后，将人体的形态结构、生理机能等总结为以五脏为中心的"藏象学说"。

"藏"，是指藏于人体的内脏，具体包括五脏、六腑和奇恒之腑。"象"，是指以五脏为中心的五个生理病理系统的外在现象和比象。明代的名医张景岳在给《类经·藏象类》做注释的时候就说："象，形象也。藏居于内，形见于外，故曰藏象。"

在藏象理论的指导下，我们可以通过观察人体外部征象来研究内脏活动的规律，即所谓达到"视其外应，以知其内脏"的效果。

比如，肝在窍为目，肝脏精血有滋润眼睛的作用，眼睛之所以能看见外界事物，是因为依赖肝血濡养的结果。如果眼睛出现干涩、视物不明的症状，我们就知道病因可能出现在肝上。在这里，肝是藏，眼睛的症状就是外在的表象。

在接下来的内容里，本书会详细介绍五脏的内容，但在之前，大家必须要先确立一个认识——中医的"五脏"心、肝、脾、肺、肾，并不是单纯西医解剖意义上的"五脏"。

看待中医的五脏，大家要把眼界放开一点，心胸要放大一点。中医的心，并不是单纯的器官心脏，还包括心主血脉、主藏神的生理功能。

生活中就有人质疑，说"记在心里"这句话不对，应该说"记在脑中"。从现代生理学研究结果来看，这种质疑是成立的，因为记忆的功能确实在脑不在心。但是，大家要了解"记在心里"这句话的背景是2000多年前的古代，中医的"心"有"主藏神"的生理机能，从这个角度看，这句话并没有错。

　　换句话说，中医藏象中说的"心"很大，它包含了西医的器官"心"和器官"脑"。

　　人的身体是一个庞大的系统，有五脏六腑，有四肢百骸，就像是一个大型的仓库，里边放着各种各样的宝贝。而藏象理论，就是打开这座宝库的钥匙。

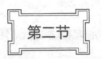

中医藏象之"五脏"

中医的五脏，即心、肝、脾、肺、肾。大家知道，为什么古代医学家要把这五个脏器划归为五脏，而不是把大肠、小肠什么的也归在其中呢？

从外形上看，五脏和六腑最大的不同，就是五脏是实心的（心除外），六腑是空心的。质地上表象的差异，表示它们所发挥的作用也必定是不同的。

五脏的脏，通"藏"。藏有收藏、储藏的意思。《黄帝内经》上说："五脏者，藏精气而不泄也，故满而不能实……"

五脏实实在在的，把好东西都储藏起来，把自己家塞得满满当当，就像是个守财奴。

而六腑呢，中间是空的，存不住东西，你吃饭把胃塞满了，过一会儿还是会饿，"实而不能满"倒像是败家子。这就是五脏和六腑最大的区别，五脏的共同生理特点是化生和储藏精气，六腑的生理特点是受盛和传导水谷。

所以，中医将心、肝、脾、肺、肾这些"藏而不泄"的归为五脏，而将胆、胃、小肠、大肠、膀胱、三焦这些"泻而不藏"的归为六腑。

心

把手掌平放在胸腔中部靠左的位置，我们能感受到扑通扑通心脏跳动的频率。

心脏的外形像一颗桃子，又像一朵未开的莲花，位于胸腔中部偏左的位置，相当于拳头的大小，重约 350 克。

心脏内部是一套"两室两厅"，即由左心房、左心室、右心房、右心室四个腔构成。左右心房之间和左右心室之间均由间隔隔开，互不相通。心房与心室之间还有一个只能向里打开的瓣膜，这扇特殊的"闸门"，使

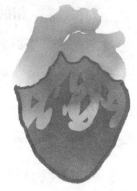

血液在流动的时候只能由心房流入心室，而不能倒流回去。

这是我们站在解剖的角度来看心脏，之前说过，中医的"心"不只是心脏这个器官，还包括心的生理机能。

中医认为，心的生理功能主要有两方面：一是主血脉，二是主神志。

心主血脉，指的是人体全身血液都在脉中运行，并依赖心脏的搏动而输送全身。《素问》言："诸血者，皆属于心。"心脏相当于水泵，为全身供给血液，让血液一直能够在体内循环。所以，人体在健康的状态下，心应该是心气充沛、跳动有力的。但如果心脏功能减弱，泵血输血不足，那么人体就会出现面色无华、脉象细弱、少气无力等症状。

心主神志，指的是心主管着人的精神、意识、神志和思维活动等。所以，明代名医张景岳说："心为一身之君主……脏腑百骸，惟所是命，聪明智慧，莫不由之。"心脏就像神志的居所，居所不安则神不守舍，进而出现失眠多梦、精神萎靡等不良反应。

心脏是我们人体重要的器官，在人体所有脏器中，心脏所处的位置较高。中医讲"心为阳脏",而心又五行属火,如果把人体看作是小型宇宙,心就像是人体内的太阳,烛照万物,温煦全身。如果一个人失去心血滋养,就会感到浑身冰冷,这就是少了心阳温煦的结果。所以,天地之间不可一日无日,人体之内不可一日无心。

肝

"喝酒伤肝""药物伤肝""熬夜伤肝""怒伤肝"……这些话语基本上成了人们耳熟能详的肝脏保健知识。

肝脏,似乎被说成了十分脆弱的器官,这也受不了,那也耐不住,事实真的是这样吗?

肝脏的位置在人体的右上腹,当人肝脏疼痛时,不由自主用手护住的那个部位就是肝脏所在的部位。其实,说肝脏娇生惯养,这可是大大地冤枉它了。

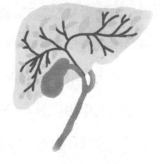

中医上说,"肝为将军之官"。将军勇猛无比,是守卫外来侵略的。披甲上阵,戎马沙场,受伤

自然是常有的事，所以就造成了脆弱的假象。其实肝脏的生理机能非常强大，是人体十分重要的器官。

首先，肝脏有"主疏泄"的机能。气主疏泄的功能主要表现在促进血液和津液的运行输布上，人体血液和津液都靠气来运行输布。中医讲"气能运血""气行则血行"，而气的运行能否畅通无阻，全是靠肝主疏泄的功能在调节的。肝就像列车司机，当气跑得太快的话就得减速，气跑得太慢就要提速。如果肝主疏泄的功能失常，气该跑快的时候速度提不上来，就会造成血郁、水肿等；而如果该慢的时候提速太快，就会造成肝气上逆，出现咳血、呕血等症状。

另外，肝主疏泄对人体情志调节也很重要。肝气疏泄功能正常，则气机调畅，心情舒畅，情志活动正常。若肝气疏泄失职，肝气郁结，则闷闷不乐，唉声叹气。肝气上逆，则烦躁易怒，亢奋激动。我们常说怒气伤肝，是因为情绪本身能反过来影响肝主疏泄的功能。

再者，肝主疏泄对促进男子排精、调节女子排卵行经也有很大作用。对女子而言，肝疏泄功能正常则月经周期正常，所以在生气、郁闷的时候，女子往往出现月经紊乱。

除了疏泄功能，肝脏另一个重要的功能是主藏血。肝主藏血，指的是肝脏具有储藏血液、调节血量和防止出血的能力。《素问·五脏生成》中说："人卧则血归于肝。"这句话的意思很好理解，人体在活动的状态下，血液是靠心主血脉的功能流通全身，而当静止的时候，机体对血液的需求量变小，血液就归藏于肝脏之中。因此，当夜晚来临，机体该静的时候不睡觉，血液不能归养于肝，这对肝脏是一种伤害，对身体更是一种伤害。

肝在中医上又有"刚脏"的别名，这时因为肝气主升主动，具有木的冲和条达，又有刚强躁急的生理特性。如果将它比作是将军，它就属于"张飞""程咬金"这一类的武将，喜欢条达而不喜欢抑郁。所以，生活中发怒、生闷气、抑郁不乐是最伤肝的。我们一定要保持一个美好的心情，毕竟快乐是最好的医生。

脾

脾脏的位置在人体腹腔的左上方，呈扁椭圆形，色暗红，质软而脆。它的主要生理机能就是"主运化"和"主

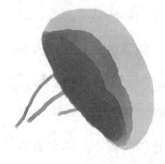

统血"。运化，就是指脾具有把饮食水谷转化为水谷精微和津液，并把它们吸收、传输到全身各脏腑的功能。《素问·玉机真藏论》所谓"脾为孤脏，中央土以灌四傍"，表达的就是这层含义。

生活中，我们常把不喜欢吃饭、吃了饭不消化的现象称为"脾胃不好"。那是因为脾、胃是主管人体消化的两个最重要的器官。

胃起着容纳食物的作用，而吃进去的食物经过胃的简单处理形成食糜，最后要在脾气的催化下进一步发酵，将食物中的精华部分抽离出来，然后输送到其他四脏，分别化为精、气、血、津液，内养五脏六腑，外养四肢百骸。

胃就像是一个仓库，脾就像是加工厂，两者配合才能生产出来合格的产品。

脾主统血，是指脾气具有统摄、控制血液在脉中正常运行而不溢出脉外的作用。脾得益于自己是消化器官，能够生化气血，脾健则气足，而气具有固摄作用，防止人体内液体物质无故流失，进而气足则能摄血。脾气虚弱，运化无力，则固摄作用减退，血液失去约束就会外溢。所以，中医在病理上常将便血、尿血、皮下毛孔出血归因于"脾不统血"。

另外，脾脏还有一个特点是"喜燥恶湿"，就是在体内喜欢干燥的环境，不喜欢黏湿的环境。中医上有个病理说法叫"湿困脾"，就是湿气困扰脾脏，引起各种不适反应，不思饮食，食欲不振。

而困脾的湿来源于何处呢？这主要和我们平日里饮食不节有关。暴饮暴食，或者吃一些油炸、油腻、含糖量高的食物，超过了脾脏运化水谷的能力，造成脾气不能很好地运化水谷，最后大水淹了龙王庙。所以，脾生湿，湿困脾，很多消化上的疾病都是我们自作自受。保护好我们的脾脏，健康饮食是第一步。

肺

肺位于胸腔，左右各有一片肺叶，像是两片大叶子，覆盖在心的上边。

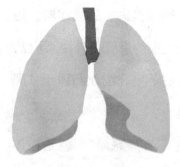

提起肺，大家都知道它最重要的功能，那就是呼吸。没有肺，我们便呼吸不到新鲜的空气。试想一下，如果我们不能呼吸，那该是多么可怕的事情呀？

在中医理论中，肺管理呼吸系统的生理机能，可以概括为"肺主气，司呼吸"。

《素问·五脏生成》上说："诸气者，皆属于肺。"肺主气，主要负责两种气：一个是呼吸之气，另一个是一身之气。

呼吸之气就是大家平常呼吸的新鲜空气，人体正是通过肺的功能，不断地将污浊之气排出去，把清新之气吸进来。它就像是人体的空气净化器，为人体提供洁净的呼吸环境。当然，这样清洁的代价就是肺脏承担很多的污秽杂质，所以说，空气污染的最大受害者就是人类自己。

这一身之气的气，是指肺有主司一身之气生成和运行的作用。我们人体靠气血津液维持运转，而肺吸入的清气与脾胃运化的水谷之气合二为一才结合成宗气，宗气在肺中形成，积存于胸中形成"气海"，人体四肢活动、血液运行等全靠气海贡献燃料。

除了呼吸的事归肺管外，肺还主行水，是个"水龙王"。我们人体内有很多水液，这些水液必须保持在一定的河道上流通，不然决堤发了洪灾，身体就会遭殃。而肺就担当着治水官的角色，肺脏是通过肺气的宣发和肃降作用推动和调节全身水液的输布和排泄。我们日常饮食，肺气通过宣发将具有营养的水液向上、向外输送到身体各个部位。而经过脏腑代谢过的浊液废水则通过肃降输送到膀胱，成为尿液的生成之源。

临床上，一些下肢水肿的病变，中医往往通过调节肺主行水的功能而获治愈的效果，古代医家将此法称为"提壶揭盖"。

其实，不只是水液，人体内血液的运行也依赖于肺气的推动和调节。肺气充沛，宗气旺盛，则血液在脉管里运行正常；若肺气虚弱，就不能助心行血，身体就会出现血脉瘀阻、唇青舌紫等血瘀的表现。

最后要注意的是，虽然肺脏的能力这么强，但是它自身却非常脆弱，中医上讲"肺为娇脏"。肺与口鼻相通，通过呼吸吸入外界的空气，一些细菌、病毒及致病邪气也会夹杂进来，伤及肺脏。所以，我们平日里要特别注意保护自己的肺脏，特别是在气温骤变、空气不好的时候，要学会给自己戴上一个口罩。

肾

"腰者，肾之府。"

听这一句话，就知道肾的位置所在。肾位于腰部脊椎两侧，左右各一个，像是两枚蚕豆。

肾的生理功能很好领会，主要有三点：一是藏精，二是主水，三是纳气。

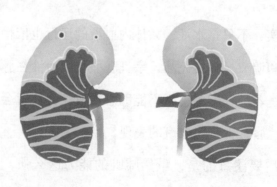

藏精，是因为肾是人体生命的本源，《素问·六节藏象论》中说："肾者，主蛰，封藏之本，精之处也。"

蛰的意义是指动物冬眠，藏起来不吃不动。而我们的肾脏就和冬眠的动物很像，善于把人体的精气贮藏起来，从而避免无故流失。

在主藏精的生理机能下，肾脏又有进一步主生长发育和生殖的作用。我们知道，精是构成人体和维持人体生命活动的最基本的物质。肾藏精，精化气，肾精所化之气为肾气，肾精足则肾气充，肾精亏则肾气亏。因而人体的生、长、壮、老、已的生命过程，以及生命过程中的生殖能力，都取决于肾精及肾气的盛衰。

主水，是因为肾中精气的气化功能，对人体内津液的输布和排泄有着极其重要的调节作用。贾宝玉有句名言说："女人是水做的。"其实不止女人，所有人都是水做的，因为我们人体内单水分的含量就占体重的60%，这些水分归属于中医"津液"的范畴。津液的产生和输布过程中，肾的作用举足轻重。

在正常生理情况下，人体津液代谢是通过胃的摄入、脾的运化和传输、肺的宣发和肃降、肾的蒸腾和气化，然后以三焦为通道，输送到全身的。肾在整个环节中实际上起着主宰作用，因为不管是肺还是脾等内脏对津液的气化，都要依赖于肾中精气的促进。别看肾在肺的下边，其实肾才是津液产生的源头，肾是井，肺是坝，肾产生水并输送至肺，肺才能发挥它"水龙王"的作用。所以中医讲："肺为水之上源，肾为水之下源。"

主纳气，是指肾有摄纳肺所吸入清气，防止呼吸表浅的作用。我们知道，人之所以能呼吸全赖于肺主呼吸的作用。但是肺所吸收的清气大家知道去哪里了吗？吸入清气的功能又靠什么支撑呢？答案是肾脏。"肺为气之主，肾为气之根"，肾气虚弱会影响肺的吸气功能，肺吸入的清气，必须下达于肾，储存起来。

呼吸有深浅之分，人的年纪越大，呼吸就越浅，总感觉吸一口气不够用，动辄就呼吸气喘、难以平复。就是因为肾脏衰老，纳气不足了。

中医认为"肾为先天之本"，对人体健康非常重要，肾好就筋骨强健，活力充沛，更能延年益寿。所以在生活中，我们一定要树立"养生先养肾"的保健意识。

五脏与五体、五华、五窍、五液、五志的关系

有个成语叫"见微知著"。这个成语是讲，见到事情的苗头，就能知道它的实质和发展趋势。世间的万事万物之间是互相联系的。比如，我们从一片树叶的凋落，知道秋天的到来；从入水的鸭子，知道春江水暖。

从中医整体观念来看，机体内脏器与脏器之间，脏器与脏腑之间，脏腑与五体、五华、五窍、五液、五志之间都是相互联系的。

五体指的是筋、脉、肉、皮、骨；五华指的是面、毛、发、爪、唇；五窍是目、舌、口、鼻、耳；五液即汗、涕、泪、涎、唾；五志为喜、怒、思、忧、恐。

五脏与它们的关系，在中医古典书籍里均有专门的论述：

于情志来讲，人的喜、怒、思、悲、恐五种情绪，分属于不同的五脏。肝为刚脏，属于"火爆脾气"，在志为怒。所以，大怒的时候肝阳就会如虎添翼，引起头痛、眩

晕，甚则吐血、昏厥猝倒等；心在志为喜，指心的生理功能和精神情志与"喜"有关。心主神明，神有余则笑不休，当人高兴时，会将外界信息内化为良性刺激，心情就会舒畅，身体也会健康，所以有句话叫"笑一笑十年少"。不过喜太过也不行，"范进中举"中范进不就是因为高兴过头一时疯了吗？脾在志为思，"思出于心，而脾应之"，人在想事情的时候，没有胃口，就是因为思虑太多，影响了脾主运化的功能。肺在志为悲，过度悲哀或过度忧伤都可以损伤肺气，导致肺气的宣降运动失调。《红楼梦》中的林妹妹每日哭哭啼啼的，所以最后因肺痨而死。肾在志为恐，过度的恐惧，会使肾气不固，气泄于下而致二便失禁。

于五液来说，人体的泪水由肝精、肝血所化，所以肝在液为泪。泪水有濡润眼睛的作用，如果肝血不足，眼睛就会觉得干涩。而人体的汗液则是由心血、心阳所化，中医上有"汗为心之液"之说。夏天的时候出汗太多，人体就感觉心慌、心悸，就是因为汗出过多耗及心血。脾在液为涎，涎就是闻见好吃的留出的哈喇子，"涎出于脾而溢于胃"，正常情况下脾气充足，涎液化生适量，上行于口而不溢出口外。所以，当我们睡觉的时候频繁流哈喇子，说明是脾胃不和，脾气固摄的作用减弱。而如果口干舌燥，涎分泌量少，这说明脾精不足。气温骤降时容易流鼻涕，是因为肺在液为涕，寒冷空气影响了肺气的宣发，肺津被寒邪所凝而不化，则变成鼻涕流出体外。当然，如果是肺热，那么流出来的就是黄稠鼻涕。肾在液为唾，唾和液不一样，液是唾液中清稀的部分，而唾是唾液中黏稠的部分，有润泽口腔、滋润食物及滋养肾精的功能。古代养生有"吞唾"的做法，就是将唾液咽而不吐，以达到滋养肾脏的作用。

于形体来说，肝在体合筋，其华在爪。《素问·上古天真论》说："丈夫……七八肝气衰，筋不能动。"肝血充足则筋力强健，运动灵活。肝血失养则肢体麻木、屈身不利。爪，指的是指甲和趾甲，"爪为筋之余"，肝血的盈亏可以影响爪甲的枯荣，所以我们观察自己爪甲的枯荣程度可以辨别自己的肝脏是否健康。心在体合脉，其华在面，脉管充盈，搏动有力跟心有关。另外，头面部血脉丰富，全身气血皆上注于面，俗话说："有诸内，必形诸外。"所以通过观察面部的色泽变化，就可以得知心的健康状态。脾在体合肌肉，其华在唇。脾气的运化功能与肌肉的壮实有密切的联系。全身的肌肉，都赖于脾胃运化的水谷精微及津液的营养滋润，才能壮实丰满。所以你看身材健硕之人，基本都是"吃嘛嘛香"的人。其华在唇，指的是口唇的色泽可以反映脾精、脾气的盛衰。脾气健旺，则口唇色泽红润。脾失健运，则气血衰少，口唇淡白。肺与形体之间，总结起来就是和皮毛有关。在体和皮，其华在毛。皮毛是一身之表，就像是人体的衣服。肺气宣发的卫气有温分肉，充皮肤，肥腠理，司开阖的作用。为什么感冒的时候身体怕冷，经不起风吹，就是因为肺气"充皮肤"的作用受到遏制，皮毛这件衣服不保暖了。肾在体为骨，其华在发。肾主骨生髓主要是依赖于肾藏精的功能，精是髓的生成之源，髓又居于骨中。肾精充足则骨髓生化有源，骨骼得到骨髓的滋养才能坚固有力。人到老的时候肾精匮乏，所以骨质就会变得脆弱。头发的生长也赖于血养，因为肾藏精，精化血，精血旺盛则毛发粗壮而又润泽。生活上遇见一些人少白头，或者年纪轻轻就脱发的，都是和肾精不足有关。

于五窍而言，肝在窍为目。目为视觉器官，目之所以能看见世界，就是依赖肝血的滋养和肝气的疏泄。所以，治疗眼睛上的病变，大多都是以治肝为切入点。心在窍为舌，心为火脏，如果把心比喻成一团火焰的话，舌头便是这团火焰的小火苗。脾在窍为口，人的食欲、口味都与脾气运化功能密切相关，当脾没有食欲的时候，人也就口淡乏味了。肺在窍为鼻，鼻子在呼吸道的最上段，其实是替肺脏站岗的哨兵，通过气管与肺相连。外感刺激，鼻子先替肺脏受着。反过来肺失宣发，也会引起鼻塞不通，呼吸不利。肾在窍为耳和二阴，"肾气通于耳，肾和则耳能闻五音矣。"因此，只有肾气充盈，听觉方可敏捷。二阴，指的是人的生殖器和肛门，两者一个排尿，一个排便，功能正常与否，全靠肾气的推动和固摄作用，肾气就是开关，负责开合。

总之，这些五脏与五志、五液等的联系，归纳起来如下：

肝在志为怒，在液为泪，在体合筋，其华在爪，在窍为目。

心在志为喜，在液为汗，在体合脉，其华在面，在窍为舌。

脾在志为思，在液为涎，在体合肉，其华在唇，在窍为口。

肺在志为悲（忧），在液为涕，在体合皮，其华在毛，在窍为鼻。

肾在志为恐，在液为唾，在体合骨、生髓，其华在发，在窍为耳及二阴。

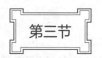

中医藏象之"六腑"

六腑是胆、胃、小肠、大肠、膀胱、三焦的总称。"腑"字的右边是一个"府",有聚集、府库的意思,古人把人体内一些传化水谷的器官统称为六腑,进而区别于藏精气的五脏。

六腑有一个共同的生理功能,那就是"传化物"。《素问·五脏别论》说:"六腑者,传化物而不藏,故实而不能满也。"六腑的作用主要是受盛和传化水谷,需要不停地推陈出新,不然旧的不去新的不来,所以"六腑以通为用,以降为顺",任何一腑都要适时地排空内容物,保持畅通,这样机体才

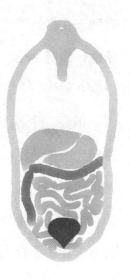

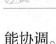

能协调。

胆

胆的位置在人体右上腹，肝脏的下缘，附着在肝脏的胆囊窝里。古人称胆为"中精之腑"，其中的"精"指的就是胆汁。胆汁是一种精纯、清净、味苦而呈黄绿色的精汁，而胆就主管着胆汁的贮存和排泄，这也是它最为主要的生理功能。

胆汁是苦的，我们形容一个人刻苦自励，发奋图强，吃得了苦，就会用"卧薪尝胆"这个成语。胆汁的苦其实有助于食物的消化，是脾胃运化功能得以正常进行的重要条件。脾胃是灶，胆汁是油，炒菜的时候适量添点油，味道就会更好。

但是这个油放多了腻，放少了淡，具体怎么掌控就靠胆汁的排泄了。所以六腑以通为用，我们一定要保证胆腑排泄舒畅，通行无阻。如果胆汁排泄不畅，则会影响到消化功能，产生食欲不振、厌食油腻、腹胀、大便秘结或腹泻等症；胆汁上逆，则见口苦、恶心、呕吐黄绿苦水等症；胆汁外溢肌肤，则可发生黄疸。

另外，胆还有一个不为人知的生理功能，那就是"主决断"。《素问·灵兰秘典论》说："胆者，中正之官，决断出焉。"所谓中正，即处事不偏不倚，刚正果断之意。胆主决断，是指胆有判断事物做出决定措施的功能。

你看，肝是将军之官，胆是中正之官。排兵布阵的时候，将军先谋略筹划、分析推理一番，但不敢自己下决定，要经过胆这个中正之官做出肯定，计划才能实施。胆气壮实，决断无差，使人行为果敢而正确。胆气虚馁，则虽善谋虑，而不能决断，事终难成。

马云说："晚上想想千条路，早上醒来走原路。"很多人做事优柔寡断，最终一事无成，就是因为胆没有帮忙做出决定。所以，我们要想有一番作为，成为对社会有贡献的人，就得勇敢无畏，不怕失败，增强自己的胆识。

胃

胃，大家都熟悉。我们常说饭量大的人胃口大，这一点也不错，胃就是一个"饭袋子"，我们日常吃进嘴里的五谷杂粮，都要先让胃帮忙贮存起来，因此，胃又有"太仓"的别名，意思胃就像是个仓库，主受纳水谷。

当然，胃除了受纳食物，还对食物进行简单的处理。经过胃的腐熟后，才下传至小肠，经过脾运化功能的精处理，最后营养全身。民以食为天，胃主腐熟水谷的功能对维持机体的生命活动至关重要。所以《素问》上说："胃者，五脏之本也。"

而且胃气的盛衰直接关系到人体生命活动，有时候我们把是否有胃口吃饭作为身体康复的标准之一。小时候生病吃了药后如果嚷着说自己饿了，那妈妈一定高兴坏了，因为这说明孩子的病情有好转了。

临床上诊治疾病，也非常重视胃气，常把"保胃气"作为重要的治疗原则。《景岳全书》上说："凡欲察病者，必须先察胃气；凡治病者，必须常顾胃气。胃气无损，诸可无虑。"正所谓，有胃气则生，无胃气则亡。临床上一些急危病重的患者，如果没有胃气进食，那就离死亡不远了。

所以长寿的人，大多都有一个好胃。虽然牙口掉光了，依然能吃能喝，这就是福气。我们要想也拥有这份福气，就应该从现在开始保护好我们胃，注重养成良好的生活习惯，坚持"早上要吃好，中午要吃饱，晚上要吃少"的饮食原则。不要暴饮暴食，也不要吃辛辣、油炸、过酸、过冷等刺激强烈的食物，不饮酒，少饮浓茶、少喝咖啡等。

小 肠

形容河道蜿蜒曲折，有一个成语叫"九曲回肠"。这词语中的"回肠"指的就是小肠其中的"回肠"部分，而"九曲"则是形容它的形状弯曲不直。

从一些人体解剖图片上能明显看出，小肠如同褶皱的水管被弯弯曲曲地塞进了肚子里。研究证明，人体的小肠足有5~6米长，小肠内壁有环形皱襞，皱襞上有小肠绒毛，如果将小肠上的绒毛都完全展开，其面积将有半个篮球场那样大。

小肠位于腹中，上端接幽门与胃相通，下端通过阑门与大肠相连，共分为十二指肠、空肠和回肠三个部分。想必不少聪明的同学，从它上下连接的部位就能推测它有"主受盛和化物"的生理机能吧。

受盛，即是接受、以器盛物的意思。胃腐蚀过的食物，经过小肠这个通道继续往下传导，这就是它"受盛"的作用。再者，食物在小肠传导的过程中，会有相当一段时间的滞留，以利于对胃处理过的食物进一步消化和吸收，将水谷化为精微，这就是小肠"化物"的作用。所以《素问·灵兰秘典论》中说："小肠者，受盛之官，化物出焉。"

不过有人就纳闷了，腐熟的食物进入小肠，它是如何"取之精华弃其糟粕"的呢？这主要靠它另一个强大的生理机能，即"泌别清浊"。这个生理机能非常厉害，简单的来说就像是有了一双火眼金睛，能分清好坏，将经小肠进一步消化后食物中的水谷精微部分吸收，把食物中没有营养的残渣输送到大肠。

小肠泌别清浊的功能如果发生异常，将精微营养物质当成是糟粕输送到大肠再排出体外，那身体可就吃了大亏。所以，如果出现大便稀薄，泄泻、便溏等症状，那身体紧接着就会虚弱无力，吃再多东西也补不过来。

大 肠

吃进口中的五谷杂粮，经食管、胃、小肠，最终到达大肠这个位置的时候，就说明它在人体的这趟旅程即将接近尾声了。

大肠上连小肠，下接肛门，也是一个管状器官，呈回环迭积之状，主要有传化糟粕与主津液的生理机能。

大肠所受盛的基本上就是小肠不要的糟粕了。不过大肠是个做事十分认真的家伙，它对小肠不放心，所以会将小肠传送过来的糟粕继续挑拣一番，将糟粕里边没有泌别尽的水液重新吸收，才放心形成粪便排出体外。所以，大肠与小肠的功能有相似之处。

因为大肠受盛的东西都是弃之不用的糟粕、垃圾，所以这些废物需要尽早地排出体外，不然在大肠内滞留的时间一长，废物就会形成毒素，侵害人体。生活中不是有句话叫作"排便即是排毒"嘛，说的就是这个道理。爱美的朋友，不妨多食用粗纤维食物，通过改善饮食习惯达到排毒养颜的效果。

膀　胱

膀胱是储存和排泄尿液的器官，位于肾的下面，大肠的前边，是一个中空的囊状肌性器官。《素问·灵兰秘典论》说："膀胱者，州都之官，津液藏焉，气化则能出矣"。

人体的津液通过肺、脾、肾等脏的作用，布散全身，而吸收后代谢出的浊液，也就是废水，在肾的气化作用下，其浊者下输于膀胱，并由膀胱暂时贮存，当贮留至一定程度时，在膀胱的气化作用下排出体外。

所以，人体的排尿功能跟膀胱有很大的联系。膀胱开合失权，人们就会出现尿频、尿急、小便失禁等情况。

再者，生活中有人因为学习忙、工作忙，常常会有有尿意却憋着不排的时候，这样非常不好。膀胱既然是储尿器官，它自然有一定的容量。长期憋尿，一方面尿液滞留会导致尿内毒素沉淀，从而损害前列腺。另一方面，膀胱会压迫尿道，引起尿频、尿急、尿痛、排尿不畅等症状，严重的甚至会引起肾积水、尿毒症。所以，大家有尿意的时候一定要及时排尿，千万不要养成憋尿的坏习惯。

三　焦

三焦为上、中、下三焦的合称。中医对三焦解剖形态的认识，历史上有"有名无形"和"有名有形"之争。即使是有形论者，对三焦实质的争论，至今也尚无统一看法。但中医对三焦生理功能的认识，基本上还是一致的。

人物五脏六腑所化的津液要四散于人体各个部位，而这些津液就需要借助三焦来输布。现代研究考证，古代中医所描述的三焦的形态结构，就是指腹腔中肠系膜及大小网膜等组织。这些网膜组织，就像是纵横密布在人体内的河道网络，人体内的水液通过这些水道四散而去。因此，《素问·灵兰秘典论》说："三焦者，决渎之官，水道出焉。"决渎，就是疏浚水道的意思。

一般来讲，古人将膈以上的胸部，包括心、肺两脏，以及头面部，称作为上焦；将膈以下、脐以上的上腹部，包括脾胃和肝胆等脏腑称之为中焦；将脐以下的部位，包括大肠、小肠、肾、膀胱等脏腑称之为下焦。

三焦的生理功能可以概括为一句话，即"上焦如雾，中焦如沤，下焦如渎"。

"雾"，是指水谷精微物质的一种弥漫蒸腾状态；"沤"，在这里是指饮食物经腐熟和发酵状态的形象；"渎"，即水沟，为排水渠道之意。

如雾，如沤，如渎，这三个词将三焦的生理功能解释的特别形象。上焦是心肺所处的位置，其主要功能是输布气血，以温养肌肤筋骨，通调腠理，如同雾露灌溉大地；中焦属脾胃，功能是腐熟消化吸收转输水谷精微，就像是以前种庄稼沤肥料一样；下焦的肾与膀胱主管水液及二便排泄，沟渎一样，必须保持通畅。

第四节

中医藏象之"奇恒之腑"

除了心、脾、肺、肾，肝、胃、大肠、小肠、膀胱、三焦等五脏六腑，人体还有一些似脏非脏，似腑非腑的器官组织，比如脑和女子胞。它们形态似腑，而功能像脏，和其他脏器既无表里配合，也无无形所属，所以被统称只为奇恒之腑。

脑

奇恒之腑的脑，就是居于颅腔之内的大脑，是人体精髓和神明的汇聚和发出之处，所以又被人称之为"髓海""元神之府"。

人的脑袋位于全身之高巅，一看就地位尊贵。没错，它就是人神居住的住所。中医的神是人体的主宰和思维活动、意识等的综合体现，俗话说："得神者昌，失神者亡。"人若没有神来主宰自己的意识活动，那就如同一具行尸走肉。因此，脑最为重要的生理功能就是主宰生命活动和精神活动。

此外，脑还主管着人体的感觉运动。虽然人的眼睛、耳朵、口腔、鼻子、舌头等外窍，都有自己相应的五脏归属，但是它们都位于人的头面部，与脑相通。脑袋就是个总司令，起总协调的作用。如果谁的脑子坏掉了，出了毛病，那可能就会言语不清、神志失常，变成一个疯子。

同理，如果脑中元神精明，人也会变得聪明，不管是思考问题还是记忆都会更胜一筹。所以在学生时代，大家功课繁重，正值用脑的时候，补脑就非常重要。

这里很有必要教大家一个健脑的小妙招，那就是头部按摩。十指从发际到发根，由上而下，由下而上做直线按摩。最后，两拇指在太阳穴，用较强的力量做旋转按摩，先顺时针后逆时针。每天早晚各一次，每次18～36遍，长期坚持，可获得提高智力、养神健脑的效果，这比吃一些健脑补脑的保健品要强多了。

女子胞

女子胞，即是女子的子宫，是发生月经和孕育胎儿的地方。位于人体小腹，膀胱的后面，形状像是倒着放置的鸭梨。

《素问·上古天真论》有一段论述女子月事和生育的话："女子七岁，肾气盛，齿更发长；二七而天癸至，任脉通，太冲脉盛，月事以时下，故有子。"由此可以看出，天癸是女子生长发育过程中非常重要的物质，也是女子受孕的先决条件。

那天癸到底是个什么东西呢？传说，这天癸是在月亮上砍桂树的吴刚妻子的第三子所化。

吴刚又叫吴权，是西河人。炎帝之孙伯陵，趁吴刚离家三年学仙道，和吴刚的妻子私通，还生了三个儿子，吴刚一怒之下杀了伯陵，因此惹怒太阳神炎帝，把吴刚发配到了月亮上，命令他砍伐不死之树——月桂。月桂高达五百丈，随砍即合，炎帝就是利用这种永无休止的劳动作为对吴刚的惩罚。吴刚的妻子缘妇由于内心负疚，便叫三个儿子，鼓、延和殳斨，飞往月亮，陪伴他们名义上的父亲，度过那漫长无尽的清冷岁月。吴刚的这三个儿子，叫鼓的变成了蟾蜍，叫延的变成了玉兔，叫殳斯的变成了"天癸"。

当然这只是神话传说，中医所谓的天癸是人体肾中精气充盈到一定的年龄阶段时产生的一种精微物质，古人称"无形之水"，关系到人体的生长发育与生殖。天癸促使女子任脉通，太冲脉盛，月经按时来潮，可以怀孕；促使男子精气溢泻，有正常的生殖功能，这时阴阳夫妻和合，才能生下孩子。

女子胞就是在天癸的作用下，才能正常行经，孕育胎儿。健康的女子，到 14 岁左右的时候，生殖器官发育成熟，子宫发生周期性变化，女子胞中之血，每月换一次，除旧生新。之后到了结婚的时候，两性交媾，两精相合，就构成了胎孕。在女子胞里，脏腑经络气血皆下注于冲任，到达胞宫以养胎儿。胎儿在胞宫内生长发育，约达十个月，就从胞宫娩出，呱呱坠地，一个新的生命便诞生了。

所以，女子胞对我们每个人来说都意义非凡，因为它是我们的第一个家。

第五节

五脏与六腑的关系

在气象学中，有一个名词叫作"蝴蝶效应"。说一只南美洲亚马逊河流域热带雨林中的蝴蝶，偶尔扇动几下翅膀，就可能在两周后，在美国德克萨斯引起一场龙卷风。因为蝴蝶翅膀的运动，导致其身边的空气系统发生变化，引起微弱气流的产生，而微弱气流的产生又会引起它四周空气或其他系统产生相应的变化，由此引起连锁反映，最终导致其他系统的极大变化。

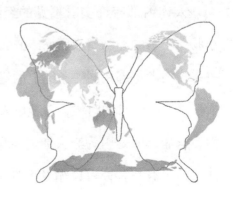

这个理论证明，世间万物都是相互联系的。人体作为一个统一的有机整体，各脏腑、

组织、器官的功能活动都不是孤立的，它们不仅在生理功能上存在着相互制约、相互依存、相互为用的关系，而且还以经络为联系通道，在各脏腑组织之间相互传递着各种信息。比如，当舌头红肿的时候我们知道这可能是有心火；当胸胁气闷的时候我们知道这多半是肝气不舒。现在我们就认识一下五脏与六腑之间的关系。

五脏与六腑之间的关系，其实就是阴阳表里的关系。脏主藏，属阴；腑主通，属阳。阴阳之间对立制约，维持着动态的平衡。表里关系是指通过经络一脏配一腑，如心与小肠表里，肝与胆相表里，脾与胃相表里，肺与大肠相表里。它们之间就好比夫妻关系，主外的在外面忙，主内的就要把家里照顾好。

人体内部有许多看不见的经络，心的经脉属心而络小肠，小肠的经脉属小肠而络心，所以心与小肠互为表里关系，两者是绑在同一条绳上的蚂蚱，一荣俱荣，一损俱损。当心有实火的时候，表现出来的病症往往是尿少、尿赤、尿痛，就是因为心火通过表里径路转移到了小肠处。反之如果有热，亦可以循经上炎于心，出现心烦、舌赤、口舌生疮等上火症状。

于肺来说，它和大肠构成了一对表里关系。临床上有一个词叫"气虚便秘"，就是因为肺气的肃降功能有助于大肠传导功能的发挥。肺气虚弱，气虚推动无力，则会造成大便艰涩，难以排出。

我们讲脾和胃，常常将它们放在一起，这也是因为它们本来就是一家。胃主受纳，脾主运化，胃是锅，脾是灶，两者搭配才能共同完成饮食的消化吸收及其精微的输布，从而滋养全身。由于两者的表里关系联系紧密，因而在病理上也是相互影响的。如果脾失健运，那么胃的受纳和降功能就会受影响，出现呕吐、恶心、胃胀等症状。反之，如果饮食失去节制，食物滞留胃脘，也会造成脾升清与运化的功能失常。临床上常将消化系统疾病概括为"脾胃病"，就是这个道理。

肝与胆的表里关系表现在生理机能上，胆汁来源于肝气之余，胆汁之所以能正常排泄和发挥作用，依靠的也是肝的疏泄功能。若肝的疏泄功能失常，就会影响胆汁的分泌与排泄。另外，两者表里关系也表现在情志上，肝是将军之官，主谋虑；胆是中正之官，主决断。谋虑后则必须决断，决断前亦提前谋虑。所以"将相和"，则国家兴，身体健。

　　肾与膀胱的表里关系，我们从排尿功能上就可以窥知一二。膀胱的贮尿和排尿功能，均依赖肾的气化。肾气充足，则固摄有权，膀胱开合有度。人在惊恐的时候会小便失禁，就是因为恐伤肾，肾气受损，固摄膀胱作用弱化的缘故。老年人常见的遗尿、多尿，也是出于肾气的固摄作用减弱这个原因。膀胱是蓄水池，肾就是水龙头，什么时候出水、出多少，全由它说了算。

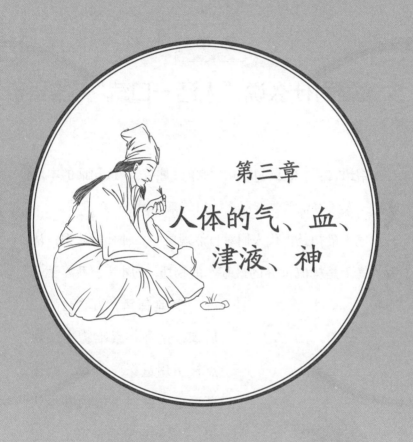

第三章

人体的气、血、
津液、神

第一节

为什么说"人活一口气"

俗语言："人活一口气，佛争一炷香。"这句话的本意就是，人活着就需要有那么一口气来支撑。

气，最初是古代人们对自然现象的一种朴素认识，认为"气"是构成世界的最基本的物质。《周易·系辞》上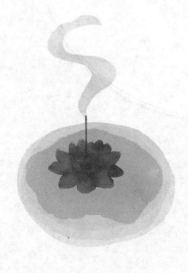说："天地氤氲，万物化醇。"后来，这种朴素唯物主义观点被引用进医学领域，就逐渐形成中医对了气的基本认识。《素问·宝命全形论》记载："人以天地之气生，四时之法成。"意思就是说人是天地之气的产物，气绝则人死，人死则气散。

人体的气主要来源于先天和后天。先天之气是秉受于父母，从娘胎里带出来的。后天之气主要是水谷所化生的脾胃精气和吸入肺中的自然清气。先天之气我们难以改变，但后天之气却可以通过饮食营养来进补，而且饮食所化生的脾胃精气是人体之气的中坚力量，所以没有人能不吃不喝而存活下来。

气虽然看不见摸不着，但我们人体的机能活动无时无刻不靠它来维持。首先，人体的生长发育，各脏腑、经络等组织器官的生理活动，血的生成和运行等，都需要气来推动和激发。

其次，人的体温也依靠气的温煦作用来维持恒定。气实的人怕热，是因为温煦太多；气虚的人怕冷，是因为温煦欠缺。

再次，气还有防御作用，"正气存内，邪不可干"，气可以给全身肌表提供一个金钟罩，抵御外邪入侵。如果气的防御作用减弱，机体就容易染上疾病。

最后，气还有固摄和气化作用，气的固摄作用可以固摄汗液、尿液、唾液、胃液，防止其无故流失。气的气化作用，促进精、气、血、津液各自的新陈代谢及相互转化。我们的汗液、唾液、尿液统统都是在气的气化作用下生成的。

气的这几个功能虽然各不相同，但少了哪一个都不行，你说它是不是很重要？

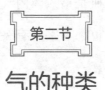

气的种类

人体的气，各有不同，有元气、营气、宗气、卫气等气。

元气是气中本源，是由肾精所藏及所化的最为精纯的部分，是人体生命活动的原动力，是维持生命活动的最基本物质。就像是盖房子所打的桩基，没有元气这个"桩基"就盖不了万丈高楼。元气深藏于肾中，以受父母先天之精为基础，同时又不断依赖着后天水谷精气的培育。元气充沛，则各脏腑、经络等组织器官的活力就旺盛，身体素质就强健而少病。

宗气指的是积于胸中的气，肺主呼吸，由外界吸入的自然界清气大部分要积聚在胸中，所以胸腔部位有"气海"。宗气的主要功能是"走息道以行呼吸"和"贯心脉以行气血"。行呼吸是指人说话的声音、呼吸的强弱，都与宗气的盛衰有关，宗气盛的人声音铿锵有力，宗气弱的人则有气无力；行气血是指人体内气血的运行、肢体的寒温、心博的强弱等，也都与宗气有关。所以，临床上常用号脉来测知宗气的盛衰。

营气，是指与血同时运行于脉中的那部分气。它一方面是推动血液运行，同时自己也由血载而行。因为营气与血关系极其密切，所以常常以"营血"并称。

卫气，是运行于脉外，具有保卫作用的那部分气。因属于阳，所以又称之为"卫阳"。和营气相比，卫气剽疾滑利，活力特别强，流动也非常快，是个不听话的捣蛋鬼，不受脉管的约束，运行于皮肤、分肉之间。不但能够保卫肌表，防御外邪入侵，而且还能温养肌肉、皮毛。正所谓"卫气和，则分肉解利，皮肤润柔，腠理致密矣。"

人体的气，除了这四种最重要的气之外，还有诸如"脏腑之气""经络之气"等，其实归根到底，这些脏腑之气、经络之气都是元气所派生的，元气分布于某一脏腑、某一经络，就形成了某一脏腑或某一经络之气，我们可以将此概括为"万气归元"。

血液是红色的能量物质

人是充满能量的。有了能量，我们才能血气方刚，无所畏惧，干什么都觉得有劲。而为我们提供能量的，就是血液。

血液是循行于脉管中，富有营养的红色液体，血液通过血液循环把各种营养物质输送到全身各处，滋养全身，这样才能保障我们有能量从事各种体力和脑力活动。

《素问·调经论》说："人之所有者，血与气耳。"血和气，都是构成人体和维持人体生命活动的基本物质之一。

血液是水谷精微和肾精共同化生的产物，可谓是精华中的精华，而且它的产生需要五脏六腑共同参与，工序十分繁琐复杂。

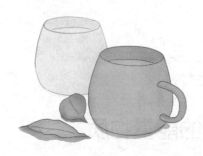

一般来讲，血液的生化过程大致是这样的：脾胃运化水谷精微所化生的营气和津液，由脾向上输送到心肺，与肺吸入的自然界清气相结合，然后灌注到心脉，在心气的作用下才变化为红色血液。当然在这个过程中，也少不了肾精的参与。肾藏精，精生髓，精髓又是化生血液的基本物质。

年轻的时候身上破损流血，过不了两三天就结痂愈合了。而到了年老的时候伤口愈合缓慢，就是因为年老的时候肾精不足，血无化生之源，造血速度和凝血速度都大不如以前了。

总之，血液的生成主要依赖脾胃的运化功能，并在心、肺、肾等脏的生理功能配合作用下得以充盈不衰，源源不断。

当然，血液集万千宠爱于一身，它也要拿出点业绩来回报给大家。这就说到了血液的两个最重要的功能，濡养和化神。

濡养，就是血液通过自身在脉中的循行，内至五脏六腑，外达皮肤筋骨，不断对全身各脏腑组织器官起着濡养和滋润作用。所以，血液不是只会索取，它也懂得回报。

《素问·八正神明论》说："血气者，人之神，不可不谨养也。"血化神，血液是神产生的重要物质基础，人体的精神活动必须得到血液的营养，只有物质基础充盛，才能产生充沛而舒畅的精神情志活动。而当血液耗损太多，人会出现精神疲惫、健忘、失眠、多梦、甚至胡言乱语等情况。

明代名医张景岳说血能"滋脏腑，安神魂，润颜色，充营卫"，这便是对血的功能较为全面的概括了。

第四节

人体金津玉液的秘密

古人将口腔中产生的唾液，称之为金津玉液，形容其非常珍贵，大家知道为什么吗？

其实，唾液只是人体津液的一部分。津液，是人体内一切正常水液的总称，包括口腔内分泌的唾液。人体水液中，质地较清稀，流动性较大，布散于体表皮肤、肌肉和孔窍，并能渗入血脉之内，起滋润作用的称之为津；质地较浓稠，流动性较小，灌注于骨节、脏腑、脑、髓等，起濡养作用的称之为液。

这里滋润和濡养意思听起来差不多，但其实还是有区别的。滋润如水，濡养如粥，虽然对人体都

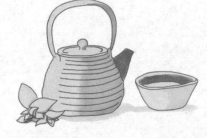

起着积极的作用，但方式有所不同。

　　津液以液态的方式散布在人体各处，在体表它滋润皮肤肌肉，在孔窍它滋润口、鼻、舌、耳，在体内它滋润五脏六腑，在骨骼它滋润关节、骨髓。

　　另外，人体津液还是化生血液的重要组成部分，中医说"津血同源"，说明津液在营气的作用下渗入到血脉，然后化生为血液，两者本来就是互相渗透转化的。

　　你瞧，津液的这些功能是不是像观音菩萨的琼浆甘露？所以，唾液作为人体津液的汪洋大海中的一部分，称它为金津玉液一点也不为过。

　　津液和血一样，也来源于饮食水谷。所以，咱们有句俗语叫："人是铁，饭是钢，一顿不吃饿的慌。"

　　津液的生成、输布和排泄在人体内算是一个庞大的水利工程，就像是咱们国家的南水北调，需要各个部门严密配合。《素问·经脉别论》说："饮入于胃，游溢精气，上输于脾，脾气散精，上归于肺，通调水道，下输膀胱，水精四布，五经并行。"

　　由此可以看出，津液的生成、输布、排泄主要是通过脾胃的生成排泄，肺的宣发肃降和肾的蒸腾气化，最后以三焦为通道输布到全身而完成的。少了哪一个环节，或者哪一个环节配合不利，津液在人体的循环都会受到影响。

人有三宝——"精气神"

人们常说："天有三宝日、月、星；地有三宝水、火、风；人有三宝精、气、神。"

精、气、神是人体的宝贝。所以自古以来，保养精、气、神都是健身、抗衰老的主要原则，尤其是当精、气、神逐渐衰退变化，人已步入老年的时候就更应该珍惜此"三宝"。

中医素有"精、气、神"的分类说法，这里的"精"指天地和人体的精华物质，气就是"人活一口气"的那口气。而神，这里并不指宗教里信奉的菩萨、天君什么

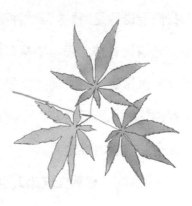

的，而是作为人体生命活动现象的总称而出现的，它包括了在大脑的精神、意识思维活动，以及脏腑、经络、营卫、气血、津液等全部机体活动功能和外在表现。

《难经》上指出："脏者，人之神气所舍藏也。故肝藏魂，肺藏魄，心藏神，脾藏意与智，肾藏精与志也。"人体五脏虽然有魂、魄、意、志等精神意志，但万变不离其宗，总归说来都属于神的范畴。所以，形容一个人的机体状态，我们常用"精神"一词来概括，而不会再具体到魂、魄、志、思、虑。

神是精神、意志、知觉、运动等一切生命活动的最高统帅，它无时无刻不主宰着机体的活动。当一个人无精打采的时候，我们会说他"没精神"；一个人疯疯癫癫的话，我们会说他是"精神病"。神虽然摸不到，但并不是看不见。目光炯炯有神，思维敏捷聪慧，就是得神的具体体现。所以中医诊病时，常通过"望神"，来判断患者的预后情况。有神气的，预后良好；没有神气的，预后不良，这也是望诊中的重要内容之一。

《素问·移精变气论》也说："得神者昌，失神者亡。"

神在人身居于首要地位，唯有神在，才能有人的一切生命活动现象。在同样恶劣的环境条件下，精神意志坚强的人，身心遭受的损害会比意志薄弱者轻得多。可见，养生必须养神，既要注意形体健康，更要注重心理卫生。各位青少年同学们作为祖国未来的希望，不仅应拥有健康的体格，更要有良好的精神状态，这样才能更好地适应社会。

精、气、神，这人体三宝，它们之间是相互滋生、相互助长的密切关系。概括一下，人的生命起源是"精"，维持生命的动力是"气"，而生命的体现就是"神"的活动。精充气就足，气足神就旺；精亏气就虚，气虚神也就少。中医评定一个人的健康情况，或是疾病的顺逆，都是从这三方面考虑的。

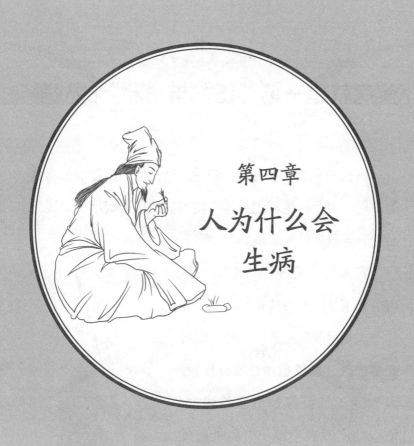

第四章

人为什么会
生病

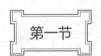

第一节

疾病就是一场"正"与"邪"的战争

古代的先哲们十分善于归纳总结，习惯把复杂的问题简单化。因此，他们把身体一切积极的因素概括为"正"，而把外界致病的因素概括为"邪"。

古人言"天地有正气"，人体内也有正气。有凛然正气的人，往往令人觉得难以靠近。同理，正气旺盛的人，邪气也往往难以侵犯。人体的正气就像是房屋的墙壁，墙壁结实没有空隙，方能抵御外界的风、寒、暑、湿、燥、火，正所谓"正气存内，邪不可干"。中医非常重视人体的正气，认为正气

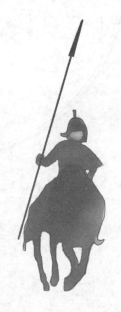

旺盛，气血充盈，肌表牢固紧密，病邪就难以入侵，疾病也无从发生。若正气相对虚弱，那等于是自毁长城，邪气就会趁虚而入，直捣黄龙。所以在《灵枢·百病始生》中，古代医家就说邪气是不能够独自伤人的，如果发生了疾病，肯定是身体先出现了问题，才导致邪气有机可乘。

如果把身体看作是战场，那疾病便是一场正与邪的较量。邪气侵袭人体时，正气会率兵抵抗，如果正气强盛，奋力厮杀，则邪气就会兵败而去，身体安然无恙。若邪气偏盛，正气就会溃败，脏腑阴阳就会失调，导致疾病发生。

疾病发生后，正气并不会因一场失败就一蹶不振，相反它为了保护它的主人，会不停地进行反击。这个时候，药物和疗法就可以参与进去，帮助正气去对抗邪气，这便是治病的过程。而如果正气衰竭无力反抗，死亡就会随之而来。

总之，在疾病的发展变化过程中，正气和邪气这两种力量不是固定不变的，而是正邪双方在其斗争中，发生着消长盛衰的变化。身体发生疾病之后，我们一定要重视起来，把它看作是一场"正与邪""生与死"的较量，鼓足勇气，配合治疗，最终赶走病魔！

第二节

出门在外，要小心"六淫"入侵

人之所以生病，主要是自身正气不敌外邪。但兵法言"知己知彼，百战不殆"，作为自己时常面对的敌人，咱们总该要知道它们的特性。

对于外界病因，宋代名医陈言在《金匮要略》的基础上最先完整地提出了"三因学说"，其中就将外感病邪总

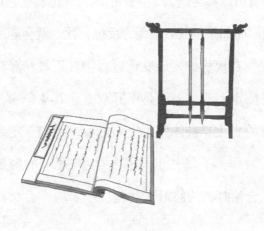

结为：风、寒、暑、湿、燥、火。他在自己的著作《三因极一病证方论》中就写到："然六淫，天之常气，冒之则先自经络流入，内合于脏腑，为外所因。"

风、寒、暑、湿、燥、火，这本来是自然界六种不同的气候变化，是万物生、长、化、收、藏和人类赖以生存的重要条件，称为"六气"。正常情况下，我们是与它们和谐相处的。但是当这些气候出现异常的时候，超过人体的适应能力，或人体正气不足，不能适应正常的气候变化而发病时，这"六气"就变成了致病的因素。

淫，有过多和浸淫之意。当六气变化损害到我们身体的时候，它们就被称为"六淫"。

当然，判定自然界气候变化是否异常，具有一定的区域性和相对性。比如南方人初去北方，适应不了寒冷气温，此时的"寒"对北方人来说虽是正常，但对于南方人来说却属于"六淫"。

风、寒、暑、湿、燥、火虽然同属于"六淫"，但是它们各自有不同的特性，下边我们就挨个来讲解一下。

风是大自然空气流动产生的现象，但是我们很多时候生病都是因为风的缘故。风属阳邪，具有轻扬、升发、向上、向外的特性。另外，风具有开泄的特性，当风吹过肌肤的时候，很容易促使肌肤张开毛孔，这个时候风就会借门而入，如果其性太多，则会引起病症。而且风邪一年四季都有，往往还呼朋引伴夹杂着寒、暑、湿、燥、火等邪气，等它先打开了肌肤的大门之后，其他邪气也会结伴进去，所以古人说风是"百病之长"。

寒邪具有寒冷、凝结、收引的特性。寒邪最常见于冬季，当然如果其他季节气温骤降，或者涉水淋雨、空调过凉，也会遭受寒邪侵扰。中医有个术语叫"伤寒"，意思就是寒邪客于肌表，人体的卫阳之气被遏制了。

寒邪属于阴邪，所以人体遭受寒邪的时候会出现阴性的病症，比如恶寒、鼻塞、流清涕等。如果寒邪进入体内后进一步往里、往下走，则会出现手足冰凉、小便清长、大便泄泻。而且寒邪还有凝滞的特性，寒则凝，凝则滞，人的气血津液之所以畅行不息，全赖一身阳气的温煦推动。一旦寒邪侵犯，必定使阳气受损，失去温煦作用，经脉气血就会像冻上的河流一样运行不畅。不通则痛，进一步发展就会出现疼痛。因此，中医又有"寒性凝滞而主痛"的说法。

和寒邪一样，湿邪也属于阴邪，不同的是，湿邪还具有重浊、黏滞、趋下的特性。外感的湿邪多是因为在气候潮湿的环境中居住、活动所引起的。湿邪重浊的特性，一是指湿气沉重，常使人感觉头身困重、四肢酸楚，二是指湿气污秽不清，让人浑身不清爽，出现小便浑浊、大便溏泄、湿疹流脓等；黏滞，说的是湿气症状的黏滞性及病程的缠绵性，受了湿邪的人往往有身体陷入了沼泽地里的感觉；而趋下的特性是说，湿气因为沉重，所以进入人体后一般都往下走，往往下肢出现的病症比较多。《素问·太阴阳明论》说"伤于湿者，下先受之"就是这个道理。

燥，是秋季的主气。秋季因为雨水少，气候干燥，所以呈现一派肃杀的景象。这个时候人们特别容易出现干咳少痰、鼻咽干燥、皮肤干燥等，这都是秋燥的缘故。而且秋季与肺相通，肺喜润而恶燥，所以一入秋季咳嗽的患者就比较多。因此，大家入秋的时候一定要润肺、养肺。

火邪盛于夏季，属于阳邪。火邪致病，临床多见红、肿、热、痛，或口舌生疮、目赤肿痛等，就像被火炙烤过一般。火性上炎，因此火热侵害人体，病症也常常发生在人体上部，尤其是头面部的眼睛、咽喉、口舌、牙龈等。

暑邪是夏至之后、立秋之前的特定阶段出现的病邪。暑邪和火邪有不少相似之处，都属于阳邪，也会表现出高热、心烦、面赤等症状。但不同的是，暑邪有升发的特性，感受暑邪后可导致皮肤腠理开泄而冒汗、多汗，但火邪不会如此。再者，因为暑季多湿，所以暑邪出现时常常带着湿邪一道，临床表现除了发热、烦渴外，还常见四肢困倦、大便黏稠不爽等湿性症状的特征。

总之，人有旦夕祸福，月有阴晴圆缺，面对出了门就可能会遭遇到的风、寒、暑、湿、燥、火及其他各种各样的危险，我们一定要学会自己照顾自己，不要让家里的父母担心。

健康的一半是心理健康

清代有一位巡抚大人，终日闷闷不乐、茶饭不思，用现在流行的说法来讲就是患了"抑郁症"。

这位大人几经治疗，终不见效，病情一天比一天严重。一日，一位很有名气的老中医前往诊治，一番望闻问切后，对巡抚大人说："大人，您的病并无大碍，只是得了月经不调。"

此言一出，巡抚大人捧腹大笑说："我看你这个名医也是浪得虚名嘛，我一个大男人怎么会患月经不调呢！"

后来，巡抚大人每每想到此事就暗自发乐。久而久之，抑郁症竟然好了。

一年之后，老中医又与巡抚大人相遇，询问病情如何，巡抚大人回答已经好了。于是老中医这次才告知其缘由，原来他早就知道巡抚大人的真实病情，用中医解释就是"郁则气结"，气不顺，情不舒。这个病是情志病，吃药不管用，只有心情舒畅，笑口常开，才能疏结通达，病就能不治而愈。所以，老中医便想了"月经不调"的法子，将他逗乐了。

情志是中医学对情绪的特有称谓，情志疾病即现代的心理疾病。

因情志而导致的疾病自古有之，例如刘备是愁死的，林冲是气死的，黛玉是郁闷而死的。人的情绪虽然是对外界事物的正常心理反应，但情绪异常超出了人体生理和心理的适应和调节能力，同样会损伤脏腑精气，导致机能失调而诱发疾病。

中医总结，人的情志分为七种，喜、怒、忧、思、悲、恐、惊。七情引起脏腑精气紊乱而诱发疾病，称为"七情内伤"。

"内伤"的意思是，七情对人体的伤害是由内产生的，不像"六淫"是从外界入侵，而是祸起萧墙。

《素问·阴阳应象大论》中说："人有五脏化五气，以

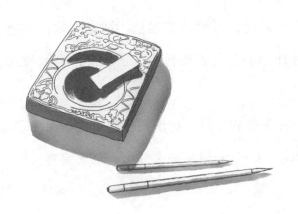

生喜怒悲忧恐。"人的情志并不是平白无故产生的，而是由脏腑精气应答外在环境因素的作用所产生，脏腑精气是情志活动产生的内在生理学基础。所以，反过来情志太过自然会伤害到内在脏腑。比如，生活中易发怒的人多肝不好；过度思虑的人脾胃大多不好，吃不下饭；悲伤爱哭的人多是肺不好，容易患呼吸系统疾病。

另外，《类经·疾病类·情志九气》上记载："情志之伤，虽五脏各有所属，然求其所由，则无不从心而发。"虽然七情分属于五脏，但七情作乱的时候首先会影响心神，因为心主神明嘛。心就像是君主，一国之内不论哪个地方发生战乱，坐在龙椅上的人都会如坐针毡。所以，生活中喜乐过度，可致精神涣散，神志失常；大怒发作，可致精神冲动，失去理智；过于恐惧，可致神气散失，神不守舍。

一种美好的心情，比十剂良药更能解除生理上的疲惫和痛楚。一个人想要拥有健康，首先要有一颗健康的心灵。

七情内伤对人体气机的影响

当你生气的时候，是不是会感觉到一口气憋在心口，想要爆发出去？这是因为情绪会对人体内的气机运行产生影响。

人体内的气不是静止的，而是无时无刻不在进行着升、降、出、入、聚、散的运动的，这种气的运动就称之为"气机"。气的升降出入受心神这位"君主"调控，君主如果不宁，自然就无暇顾及气机的管理。

《素问·举痛论》上说："……百病生于气也，怒则气上，喜则气缓，悲则气消，恐则气下，思则气结。"情志致病首先伤于心神，而后影响脏腑气机。

怒则气上，指的是过怒会导致肝气疏泄太过，甚至血随气逆，并走于上的病机变化。所以人在生气的时候，常常会表现出头胀头痛，面红目赤，甚至吐血昏厥等的病症。《三国演义》中，诸葛亮就是利用了怒则气上的机理，三气周瑜，并最终把周瑜气的呕血而亡。

喜则气缓，指的是过度喜乐，则会导致心气涣散不收，严重时还会使心气暴脱或神不守舍。清代小说《范进中举》中的范进，得知自己中了举人喜极而疯，就是因为喜乐伤了心气，精神失常了。

悲则气消，指的是过度悲伤会导致肺气耗伤和肺气宣降失常的病机变化。忧愁的人总是会不自觉地哀声叹气，意志消沉，正是"气消"的缘故。

恐则气下，指的是过度恐惧会致使肾气失固，气陷于下的病机变化。肾气有开合小便的功能，人体的尿液暂存于膀胱内，合适的时候再由肾气打开门阀排泄。人在极度恐惧的时候，肾气开合门阀的功能就会失常，导致小便失禁。

思则气结，指的是过度思虑会导致脾气郁滞，运化失职的病机变化。我们常用"茶饭不思"来形容相思之苦，当特别想念一个人的时候，就会"为伊消得人憔悴"。这

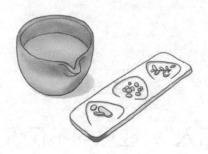

是因为气郁结于脾，而脾又是主消化食物的，脾气不舒畅，人自然就没有食欲。

既然我们了解到七情内伤对人体气机有这么多不好的影响，生活中就应该注意不要让外界的事情过于影响自己的情绪。遇到突发情况的时候，要保持"该吃吃，该睡睡，凡事别往心里搁"的乐观态度。

第五节

"病从口入"，注意的不仅仅是食物

　　当我们还是小孩子的时候，父母总是告诫我们"病从口入"，意思是让我们注意不要吃不干净的食物。"病从口入"这个成语流传了近千年，是我们老祖宗很早以前就总结出的健康箴言。

　　民以食为天，饮食是人们赖以生存和维持健康的基本条件，是人体后天生命活动所需精微物质的重要来源。但

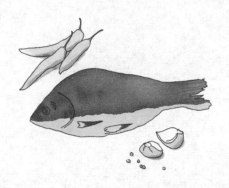

是换一个角度看，饮食又是身体内部联系外界的载体，如果它所携带的是有害的物质，是不是会对我们的脾胃造成危害呢？

吃了不洁净的东西就会闹肚子，这是三岁小孩都知道的道理。《金匮要略·禽兽鱼虫禁忌并治》上说："秽饭、馁肉、臭鱼……食之皆伤人……六畜自死，皆疫死，则有毒，不可食之。"如果进食腐败变质的食物，则会胃肠功能紊乱，出现脘腹疼痛，恶心呕吐；如果进食被寄生污染的食物，则会导致各种寄生虫病，肚子也会长蛔虫、蛲虫；如果进食腐败或毒性食物，就会发生食物中毒。

所以，饮食不洁是导致我们生病的一大类因素，应该引起重视。但是，"病从口入"的道理，可不仅仅只关乎食物本身，而更要注意饮食方式。

宋代医书《济生方》说："善摄生者，谨于和调，使一饮一食，入于胃中，随消随化，则无留滞为患。"善于养生的人，非常注意饮食调和，但是现代人生活节奏快，很难做到这点，要么是饮食不节，要么是饮食偏嗜，所以脾胃病是目前最常见的疾病之一。

  饮食不节，是指饮食行为没有节制，过饥过饱。过饥是指摄食不足，《灵枢·五味》说："谷不入，半日则气衰，一日则气少矣。"食物是人能量的来源，长期摄食不足，人体的器官就像是没有施过肥料的庄稼，结不出果实。所以，生活中过于追求身材而节制饮食的方法非常不可取。过饱是饮食超量，脾胃的运化功能是有限的，如果纳入的食物量超过了它们的工作量，那脾胃就会罢工，出现脘腹胀满疼痛、厌食、泄泻等不适。

  此外，有的人的口味特别挑剔，对于自己喜欢的食物总想再吃几口，遇见不爱吃的就一口也咽不下去，这样也非常不对。不同的食物包含有不同的营养物质，人体需要均衡的营养，如果只贪恋某几类自己爱吃的事物，就会得此失彼，营养不均。

  《素问·五脏生成》说："多食咸，则脉凝泣而变色；多食苦，则皮槁而毛拔；多食辛，则筋急而爪枯；多食酸，则肉胝皱而唇揭；多食甘，则骨痛而发落。此五味之所伤也。"酸、苦、甘、辛、咸对于五脏来说，各有其一定的亲和性。酸味入肝，苦味入心，甘味入脾，辛味入肺，咸味入肾。如果长期嗜好某种性味的事物，就会导致该脏的脏气偏盛，机能活动失去协调。

所以，"病从口入"这个道理，教我们的不只是要当心不洁净的食物，还是要注意饮食适宜。这里唐代名医孙思邈有一首诗大家可以借鉴一下："太饱伤神又伤胃，太渴伤血并伤身。饥餐渴饮勿太过，免致膨亨伤心肺，醉后强饮饱强食，未有此身不成疾。人资饮食以养身，去其甚者自安适。"

第六节

劳逸失度等于自毁长城

中医强调阴平阳秘，精神乃治，阴阳匀平，命之曰人。

劳作主动为阳，安逸主静为阴。按照"阴平阳秘"的理论，劳逸维持在一个和谐的状态，人才能精神抖擞，容光焕发。

相反，如果劳作太过或者安逸太过，常常会不利于身体健康，导致疾病发生。

过劳即劳累过度，主要包括"劳力过度""劳神过度""房劳过度"三个方面。

劳力过度指较长时间的过度劳作，形体会积劳成疾。农村劳力之人，农忙过后的患病率非常高，就是因为过度劳力而致形体损伤。劳神过度，是指长期用脑过度，思虑劳神而积劳成疾。心藏神，脾主思，用神过度或者长思久虑就会耗伤心血、损害脾气，以致于心神失去血的滋养而出现心悸、失眠、多梦等症状。房劳过度是指房事太过，或者是染上手淫的恶习。肾藏精，是先天之本。肾精不宜过度耗泄，若排泄太多，就会动摇先天之本的根基。

过度透支自己身体的能量不利于身体健康，但如果安逸太过也同样不利于身体健康。古人有言："生于忧患，死于安乐。"身体只有每天保持适量的活动，气血才能流畅，阳气才能振奋。就像是机器，如果长时间不运转，齿轮就会生锈。所以《素问·宣明五气》说："久卧伤气，久坐伤肉。"

总之，劳作和休息是人体活动的两种状态，不可偏废一方，也不可放纵一方，两者只有相互配合、相互协作才能维持机体正常运行。如果两者动静不和，阴阳不调，那等于是自毁长城。

第七节

人的体质决定我们易患什么样的疾病

中医有一句常用的诊断名言：瘦人多火，肥人多痰。

"瘦"和"胖"是对一个人形体的简单概括，而"多火"和"多痰"都是体质的表现特征，意思是肥人体胖，多脾肾阳虚，腰酸腿软，动则喘息，多汗，思维及认知缓慢，头目眩晕，腹胀便溏等；瘦人多阴虚火旺，肾阴虚但精气足，快言快语，失眠多梦，"沾火就着"，双目有神，吃饭快，说话快，动作较敏捷。

这样看来，一个人的胖或瘦，似乎从先天上就决定了对不同疾病的趋向性，这其实是中医体质学说的内容。

体质是人生命活动的一种表现形式，是指人体生命过程中，在先天禀赋和后天获得的基础上所形成的形态结构、生理功能和心理状态方面综合的、相对稳定的固有特质。

在生理上，体质表现为机能、代谢以及外界刺激反应等方面的个体差异，在病理上表现为对某些病因和疾病的易感性或易罹性，以及产生病变的类型与疾病传变转归的某种倾向性。《医门棒喝·人体阴阳体用论》说："治病之要，首当察人体质之阴阳强弱。"作为医生，如果能首先判定出患者属于什么体质，那接下来分析疾病就如同有了指路灯一般。

根据中医的理论，人的体质大致可分为九类：平和质、气虚质、阳虚质、阴虚质、痰湿质、湿热质、瘀血质、气郁质、特禀质。

平和体质的人以体态适中、面色红润、精力充沛等为主要特征，性格随和开朗，对自然环境和社会环境的适应能力较强，所以也较少患病。《素问·生气通天论》说："阴平阳秘，精神乃治。"平和质就是阴阳气血调和，也是一个人的最佳体质状态。

气虚质的人元气不足，以疲乏、气短、自汗等气虚表现为主要特征，性格内向，不喜冒险。气虚体质的人爬几层楼梯就气喘吁吁，讲话的声音低弱，老是感到自己上气不接下气，气不够用，容易出汗，只要体力劳动的强度稍大就容易累。而且因为气对肌肤腠理有固慑作用，所以气虚体质的人特别不耐受风、寒、暑、湿邪，对气温的升降便会非常敏感。

阳虚体质的人阳气不足，以畏寒怕冷、手足不温等虚寒表现为主要特征，性格多沉静、内向。阳气是人体物质代谢和生理功能的原动力，是人体生殖、生长、发育、衰老和死亡的决定因素。它具有温养全身组织、维护脏腑功能的作用。阳气虚就会出现生理活动减弱和衰退，导致身体御寒能力下降。所以，阳虚体质的人耐夏不耐冬，而且易感风、寒、湿邪等邪。

阴虚质的人阴液亏少，以口燥咽干、手足心热等虚热表现为主要特征，体型偏瘦，性情急躁，好动活泼。但因为阴气对人体有滋润濡养作用，所以阴虚的人容易上火，表现为手足心热、口燥咽干、鼻微干、喜冷饮、大便干燥、耐冬而不耐夏。

痰湿体质的人以形体肥胖、腹部胀满、口黏苔腻等痰湿表现为主要特征。生活中肥胖的人总是油光满面，仔细观察还会发现其眼泡浮肿，容易出汗，这是因为胖人易生痰湿之邪的缘故。痰湿体质的人总是觉得困倦，还会胸闷、痰多。特别在梅雨潮湿天气，会觉得周身不爽，总是"黏黏答答"的。

湿热体质以面垢油光、口苦、苔黄腻等湿热表现为主要特征。常表现为面垢油光、易生痤疮、口苦口干、身重困倦、大便黏滞不畅或燥结。而且最重要的是"湿中有热"，比如脸部油光的同时容易生粉刺和痘痘，常常觉得嘴巴里发苦、口干，舌苔发黄还很腻。吃东西喜欢口味重的，比如爱吃辣，但是吃了辣就容易上火，眼睛里还会出现血丝。

血瘀体质的人主要是容易血行不畅，表现在病理上就是肤色晦黯、色素沉着，容易出现瘀斑，口唇黯淡，舌黯或有瘀点。

气郁质的人气机郁滞，以神情抑郁、忧虑脆弱等气郁表现为主要特征。这类人可以从精神状态上直接观察出来，因其生活中神情抑郁，情感脆弱，常见烦闷不乐，而且性格上内向不稳定、敏感多虑。因为肺司呼吸，所以气郁质的人最容易患呼吸系统疾病，《红楼梦》里爱掉眼泪的林妹妹就是这类人的典型代表。

特禀质是指这类人的体质先天与正常体质的人不同，以生理缺陷、过敏反应等为主要特征。比如一些先天发育缺陷的人，就属于这类体质，他们身体的疾病是先天不足造成的。还有一类就是现代医学上所说的"过敏体质"，过敏体质者易患哮喘、荨麻疹、花粉症及药物过敏等，同样是因为先天性因素。

体质的稳定性由相似的遗传背景形成，年龄、性别等因素也可使体质表现出一定的稳定性。然而，体质的稳定性是相对的，个体在生长壮老的生命过程中，由于因受环境、精神、营养、锻炼、疾病等内外环境中诸多因素的影响，会使体质发生变化。任何易感疾病的体质通过药物、饮食、锻炼等手段，都有可能调理成阴平阳秘的平和体质，纠正机体阴阳、气血、津液的失衡。

我们常说"以人为本"，意思就是重视不同体质对疾病与证候的内在联系，然后采取因人制宜的治疗方法或养生方法。如阳虚体质怕冷的人，在饮食上，可多食牛肉、羊肉、韭菜、生姜等温阳之品，少食梨、西瓜、荸荠等生冷寒凉食物；

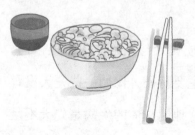

还可食当归生姜羊肉汤，少饮绿茶等，这就是最典型的"以人为本"，也是中医治病的优势所在。

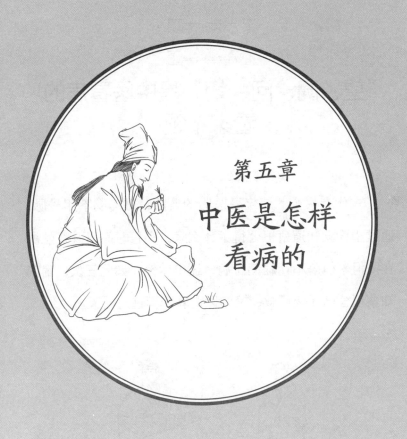

第五章

中医是怎样
看病的

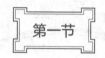

"望、闻、问、切"是中医看病的
看家本领

　　古代有一个"讳疾忌医"的典故，讲扁鹊不用号脉，通过望诊就知道蔡桓公得了什么病，多长时间以及病灶所在。但蔡桓公不让扁鹊看病，还申斥他，如此三次，扁鹊知蔡桓公已无药可救，又怕因此获罪而逃之夭夭。

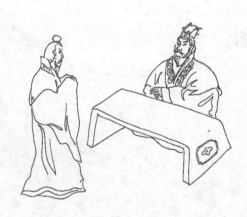

这个故事比喻怕人批评而掩饰自己的缺点和错误，但是大家又惊叹于扁鹊高超的医技。只凭肉眼观察就知道蔡桓公患了什么病，以及病到什么程度，难不成，扁鹊有一双"火眼金睛"吗？

其实，这只是中医"望诊"的技巧。在古代，没有"心电图""CT机""胃镜"等各式检查仪器，看病全靠"望、闻、问、切"这些传统手段来诊断并收集病情资料。可以说，"望、闻、问、切"是每一个中医大夫必须掌握的方法，也是中医的看家本领。

《内经》曰："善诊者，察色按脉，先别阴阳，审清浊、而知部分；视喘息、听声音、而知所苦。"这就是说，望、闻、问、切，是中医四种不同的诊察疾病的方法和手段，是辨证施治的前提与依据。医者临证，善于运用四诊，则病情最能明了。

望诊是医生运用视觉察看患者的神、色、形、态、舌象、五官四肢等，以发现异常表现，了解病情的诊断方法；闻诊是医生运用听觉诊察患者的语言、呼吸、咳嗽、呕吐等声音，以及运用嗅觉闻患者发出的异常气味、排泄物气味，以了解病情的诊断方法；问诊，是询问患者有关疾病的情况，患者的自觉症状、既往病历、生活习惯等，从而了解患者的各种病态感觉以及疾病的发生发展、诊疗等情况的诊察方法；切诊是医生用手触按患者的动脉脉搏，触按患者的肌肤、手足、胸腹等部位，测知脉象变化及有关的异常证象，从而了解病变情况的诊察方法。

四诊有着不同的角度和目的，可以互相联系和印证，但不能互相取代。如患者的发病起因、病情经过、自觉症状、经历过什么治疗的既往病史等情况，必须通过问诊才能得知。患者的声音、气味有什么变化必须进行闻诊。患者的神色形态有什么异常，必须进行望诊。患者的脉象和胸腹肢体有什么变化，又必须进行切诊。

另外，疾病是复杂而多变的，症候显露有真有假，若四诊不全，便得不到来自患者的全面而详细的所有辨证资料，辨证就很难准确，甚至可能会做出错误的诊断。

比如说，阴虚的患者也会有恶热烦躁，口渴喜饮，脚手心烧等热证表现，如果我们只凭患者自述这些"假热"而判定得了患者是阳盛火热，那肯定是大错特错。这时候若继续用寒凉伤阴的药物进行治疗，那岂不是令患者雪上加霜吗？

所以，"四诊"只是帮助中医大夫收集疾病线索的工具，但是如何通过繁杂的线索找出疾病的病因则是一个识别真伪，探求本原的过程，这一步中医叫"四诊合参"。要认识疾病的内在本质，就必须对四诊获得的感性材料，在头脑中进行反复的思考，由此及彼，由表及里，去伪存真，分析综合，判断推理。这是一个完整的思维认识的过程，光有四诊，不能台参，就等于光有感知，没有判断推理。认识处于感性认识阶段，没有上升到理性，没有完成这个认识过程，出现错误自然也是必然现象。

我们常讲，医生要有一颗高度负责的责任心，因为医生面对的是一个个鲜活的生命。疾病"虚虚实实"，是一个高深莫测的敌人，如果医生对患者的生命持认真负责的态度，就必须去伪存真，找到真正的病因，不然轻则延误病机，加重病情，重则误人性命，遗害于人。自古至今，感叹庸医之杀人者，又岂少耶！

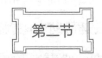

第二节

看病是一门"只可意会"的艺术

要说我们目前的医学水平已经很发达了，可总还是会遇见医生误诊、漏诊的现象。

为什么？因为医学本身并不算是一门科学，只能说是有一定的科学性，它依赖于深厚的科学知识和科学技术。

其实医生看病的过程是根据患者的诉说和体征，依靠自己的经验和科学知识，结合临床研究的结论，再加上诊

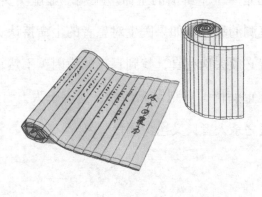

断技术，进行推理，从而做出决策的。

医生面对的每一名患者都不尽相同，充满了不确定性。即使所患疾病相同的不同患者，其临床表现也千差万别。就像是福尔摩斯探案一样，当案件发生的时候，他并不能轻易地指出凶手，而是需要对大量零碎的线索进行分析，然后才能根据推理找出犯罪嫌疑人。这个推理的过程不能依靠仪器或者设备来完成，而只能依靠人的主观思维分析。

既然是主观的意识活动，那自然充满了不确定性。所以，自古医书的首篇都是先介绍如何分析疾病。而"司外揣内""见微知著""以常衡变"则是中医几千年来凝练出来的思维方法，是医生分析推理过程中必须掌握的基本原理。

《灵枢·本脏》说："视其外应，以知其内脏，则知所病矣。"通过诊察其反映于外部的现象，便有可能测知内在的变动情况，这就是"司外揣内"。例如，通过对脉象、舌象、面色及心胸部症状等外在征象和症状的观察分析，就可以了解心主血脉功能的正常与异常，并由此做出诊断，决定治疗；根据声音的低微还是响亮，可以判断肺气虚还是不虚；据舌色鲜红还是正常，可以判断体内有热还是正常。

　　"见微知著"是指通过微小的变化，可以测知整体的情况。中医学含有当代"生物全息"的思想，生物全息学说认为，人体每一相对独立的部分都可与整体全息相关，像耳朵、眼睛、鼻子等都分别是人体的相对缩影，含有人体的全部生命信息。

　　"以常衡变"，是在认识客观事物的正常状态的基础上，发现太过或不及的异常变化。人体健康与患病，正常与异常，不同的色泽，脉象的虚实都是相对的，是通过观察比较而做出判别的。就拿人体肌肤色泽来说吧，我们正常人体的肤色是红黄隐隐、明润含蓄，如果出现了黑而黯淡或淡白无光等异常颜色，则说明人体发生了病变。所以，诊断疾病一定要注意从正常中发现异常，从对比中找出差别，并进而认识疾病的本质。

　　有人说医学是一门"只可意会"的艺术，这其中的"意"便是上述所说的三种思维方法。师傅领进门，修行靠个人，能不能成为慧眼识真的名医、圣医就全靠个人的悟性了。

八纲辨证帮助我们认识疾病的性质

中国有句古话，叫："知己知彼，百战不殆。"人体对抗疾病的过程就是一场战役，我们只有了解自己的对手，才能最终赢得胜利。

但是世界上疾病的种类真的是太多太多了，目前，已知的疾病大约就有一千多种。若想从这数以千计的疾病中找到自己的对手，那还真不是一件容易的事。

不过，中医是一门博大精深的知识学科。我们的古代先哲们早就总结了一套帮助我们认识对手的"孙子兵法"，这便是"八纲辨证"。

"纲"是古代提网的总绳，意指事物的关键。而八纲辨证就是分析、认识疾病的纲领性的辨证方法。当我们面对疾病的时候，我们第一步要做到的就是通过对症状、体征等病情相关的资料来分析、定位它在八纲里各归属什么性质，这样在诊断的过程中就能起到执简驭繁的奇效。

所谓八纲者，就是指表、里、寒、热、虚、实、阴、阳八个纲领。任何一个疾病，不管它如何深藏不露，但从患病的位置来说，总离不开表里；从基本性质来说，一般可区分寒热；从正和邪的斗争状态来看，主要反映出实还是虚；从病证类别来说，总要归属于阴或者是阳。

表和里是辨别病变部位是在体外还是体内的两个纲领。从人体的深浅来说，我们的皮毛、腠理在外边，所以属于表。我们的血脉、骨髓、脏腑在内，属于里。

当疾病侵犯体表的时候，我们时常会感觉到头身疼痛、体表发热、害怕见风、咽喉痒痛、咳嗽鼻塞。当病变的位置在脏腑、气血内部的时候，一般病情较重、病位较深、病程较长。

寒和热是辨别疾病性质的两个纲领，这一点很好理解。当所患病症表现出怕冷、身体冰凉、流清涕等冷、凉的特点时，就说明它属于寒证。当疾病症状表现为发热、喜欢喝冷饮、身体热的像个小火炉等温、热的特点时，就说明它属于热证。

　　虚实是辨别正邪盛衰的两个纲领，它主要反映的是病变过程中人体正气的强弱和致病邪气的盛衰。我们想象一下，正邪交锋的时候，如果双方势均力敌，那势必打的热火朝天，僵持不下，这时候不适反映也最为严重，病理产物表现为亢盛、停聚的特点。虚证是正与邪的真正进入了拉锯战，大家都打的没力气了，只能拖着，所以这个时候的病症以松弛、衰退为特点。所以一般病程延绵，体质虚弱的人都属于虚证。

　　阴阳是万物之始，所以阴阳辨证又是八纲辨证里边的总纲。阴和阳分别代表事物相互对立的两个方面，所以它

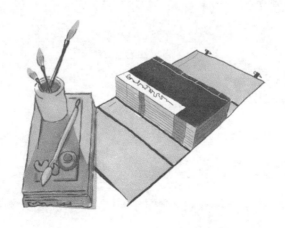

无所不指，也无所定指。疾病的性质、临床证候，一般都可以归属于阴或阳，所以阴阳是辨证的基本大法。

一切抑制、沉静、衰退、晦暗的表现都属于阴，一切兴奋、躁动、亢进、明亮的表现都属于阳。所以于其他六纲来说，表、热、实属于阳，里、寒、虚属于阴。

当然，我们的对手远比我们想象的要复杂的多，现实中往往存在着阴中有阳，阳中有阴，由表及里、半表半里等的情况。不过，八纲所反映的是疾病中带有普遍性的主要矛盾，任何疾病不管如何复杂，都万变不离其宗，存在着表里、虚实、寒热、阴阳这样的主要矛盾。所以，八纲辨证是帮助我们了解敌人的第一步，对后续诊断有着重要的指导意义。

舌头是健康的窗户

　　去中医院看病，大夫们总是让患者张开嘴然后看一看患者的舌头，大家知道这是为什么吗？

　　这是因为人的舌头不单管着说话、咀嚼等功能，而且还与身体内部的脏腑、经络、气血、津液有着密切的联系。

　　所以，中医认为舌头的形状、颜色、润泽度、舌苔都是身体健康状况的反应，它就像是一台显示器，内部的哪个零件出了问题，显示器上都会表现出来。大夫们舌诊主要观察的就是舌质和舌苔。

　　舌质是舌的肌肉脉络组织，靠脏腑气血滋养，所以它的颜色、性质和动态都反映着脏腑的虚实，气血的盛衰。如舌苔是指舌面上附着的一层苔状物，主要靠胃气滋养，所以它主要反映的是脾胃的功能情况。

正常的舌头应该是质地柔软灵活，色泽淡红明润，舌苔薄白均匀，苔质干湿适中。如果哪一天舌头这台显示器突然不能正常显示了，比如出现黑屏，或是花屏等情况，那肯定是内部有了毛病。

一般来说，如果我们观察到舌苔变得很厚，如同糊了一层浆糊，那就说明是肠胃出现了问题。如果舌头颜色的偏淡，则可能说明人体患有贫血，因为舌头部位毛细血管密布，它的颜色就是血液在舌体分布的显示。同理，如果舌头的颜色表现为淤血状态时的绛紫色，那则说明血液流通不畅，很可能患有心脑血管的疾病。

而如果你发现身边年纪大的人忽然吐字不清，舌头运动不灵活，那你一定得当心，因为这很可能是脑血管破裂的先兆。还有，如果舌头发干、皲裂，则说明舌体缺少津液滋润，联系到现实就很可能是糖尿病。

以上这些案例，其实都说明舌头是健康的窗户，通过这扇窗口，我们可以窥探到自己的身体状况。而且现实中，观察舌头又简便易行，免去了西医各项检查的昂贵的费用，可以说是相当的方便。

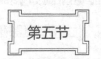

嘘寒问暖话中医

　　中医看病给人的第一印象似乎就是慢，这慢就体现在诊断过程上。去西医院看病，一通检查项目做完拿着结果找大夫就可以开药。而找中医大夫看病，光嘘寒问暖、聊天说话就得一阵，比如会详细问你"最近吃饭怎么样？""睡眠好不好""头舒不舒服呀？""大便顺畅吗？"等等。

　　不过，你还别小看了问诊的过程，就是这嘘寒问暖的功夫，大夫就能掌握你的病情。因此，明代名医张景岳就说问诊是"诊病之要领，临证之首务"。

　　当然，中医大夫问诊并不是真的和你东拉西扯，而是有目的的进行询问。中医有一首"十问歌"，讲的就是要问诊的内容。

"一问寒热二问汗，三问头身四问便，五问饮食六问胸，七聋八渴俱当辨，九因脉色察阴阳，十从气味章神见。见定虽然事不难，也须明哲毋招怨。"

问寒热，就是询问患者有无怕冷或发热的感觉。寒或热，是人体对疾病来临时做出最基本的反馈。有的人生了病会觉得怕冷，就不由自主地添加衣服，这就是"寒"的表现。有的人生了病会觉得浑身发热，不由自主地想吃凉的东西，这就是"热"的表现。寒与热的产生，主要取决于病邪的性质和机体阴阳的盛衰。所以，通过询问患者怕冷与发热的情况，可以辨别病变的性质和阴阳盛衰的变化。

汗是阳气蒸发津液所产生的，正常人体的汗液可以调和营气和卫气，滋润肌肤，调节体温。比如说，在天热的时候，剧烈活动之后，人就会通过出汗来降低温度。不过，如果该出汗的时候出不来汗，不该出汗的时候总出汗，那就属于病理现象了。而中医问汗，就是要询问出汗的时间、多少、部位，及相关症状。

生活中，出汗也有不同种类，比较常见的病理性出汗就是自汗、盗汗、无汗等。自汗是指清醒的时候比正常人爱出汗，这就说明所患疾病是气虚证，或者是阳虚证，因为气有固摄汗液不外流的作用，阳气也有固护肌肤体表的作用，汗液无缘无故流出，那定当是这两个"门卫"出了差错。

盗汗是指入睡的时候汗液流出的现象，就像是晚上有小偷进入体内把汗液偷出来一般，所以称之为"盗汗"。有些人早晨醒来后，发现睡的床单是被汗浸湿的，就是出现了盗汗。人体健康的状态下是阴平阳秘，但如果阴气相对虚弱，等到晚上的时候，阳气就会如虎添翼，变得盛气凌人，内热严重，所以才会只在晚上流汗。

无汗则是身体不排汗的现象，这种情况多见于风寒表证。大家都知道热胀冷缩的道理，到寒邪侵袭肌表的时候，会造成肌肤腠理紧密，体内就算是想排汗也排不出来。还有一种无汗的情况是由于体内津血亏虚造成的，中医讲"血汗同源"，汗是血所化，巧妇难为无米之炊，津血匮乏，自然不会产生汗液。

当然，不正常的出汗现象还有很多，每一类都能给我们提供线索来认清疾病，这里边的学问还需要大家继续挖掘。

三问头身和六问胸腹，是指问头身胸腹的不适和异常，比如有没有感觉头晕、胸闷、心悸、胁胀等等。如果感觉头脑眩晕，则说明病在头部；如果感觉胸闷，则说明肺失宣降；如果感觉心跳不安，则说明病在心神；如果感觉胸胁两侧胀满不舒，则说明病在肝胆，因为肝主疏泄，其经脉有分布此处，所以肝胆病变肯定会影响到胸胁部位。

问便，就是问大便形状、颜色、便量等情况。《景岳全书》中说："二便为一身之门户，无论内伤外感，皆当察此，以辨其寒热虚实。"大便从生成到排泄，跟脾胃的腐熟运化、肝的疏泄、肾的温煦、肺的肃降都有着密切的关系。询问大小便的情况不仅可以直接了解消化功能和水液的盈亏代谢情况，还是判断寒热虚实的重要依据。

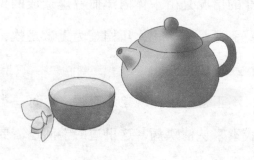

问饮食，就是问吃饭的情况。脾主运化，胃主受纳，一个管着想不想吃饭，一个管着能吃多少饭，所以通过询问食欲和进食量就可以得知脾胃的健康状态。人以胃气为本，胃气的有无直接关系到疾病的轻重和转归。生病的时候，如果突然喊着饿了想吃东西，那就证明身体快要康复了。

七聋八渴是指耳朵和渴饮状态。耳朵虽然是人体的听觉器官，但肾开窍于耳，所以耳其实是肾脏驻头部的"大使馆"。询问听觉状态，可以直接印证肾气的盛衰。询问口渴与饮水的关系，则可以察里证之寒热。有的人大渴，而且喜欢冷饮，这说明体内里热炽盛，津液大损。有的人口不渴，也不喜欢喝水，则说明体内可能有寒证，或者是湿证。

九因脉色察阴阳，说的是脉诊辨证；十从气味章神见，说的是闻诊气味，其实并不属于"问诊"范畴。但总而言之，《十问歌》内容言简意赅，可作问诊的参考。

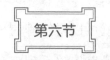

闻"声"识健康

美国有部很出名的电影叫《闻香识女人》，影片中的主人公是一位双目失明的退伍军人，因为长期的失明生活，导致他的听觉和嗅觉异常敏感，甚至能靠闻对方身上的香味来识别其身高、发色乃至眼睛的颜色。

而中医诊断，有一项也是依靠听觉来判断身体的健康状态，这便是"闻诊"的内容。

这"闻声"的第一步就是要听发声。发声，就是指人体鼻息发出来的声音。声音的发出，不仅是口鼻诸器官直接作用的效果，而且与肺、心、肾等脏腑虚弱盛衰有着密切的关系。因此，听声音不仅能观察发声器官的变化，而且根据声音的变化，可以进一步推断脏腑和整体的变化。

比如我们正常人的说话发声自然，声调和畅，柔和圆润，语言流畅。但生病的人说话就言语低微，语出无力，这就是健康对声音的最直观影响。

人体鼻息发出的声音有声高、声低、声清、声浊之分。在疾病的状态下，如果声音高亢有力，声音连续，在做"八纲辨证"的时候就可以判定它为阳证、实证。如果语声低微细弱，懒言而沉静，一句话要断断续续才说完，就可以将疾病判定为阴证、虚证。

除了鼻息的发声，还有鼻鼾声也可以反映健康状态，鼻鼾声也就是俗称的"打呼噜"。老人常说打呼噜是因为睡的好，这种说法其实不对。人睡觉的时候之所以打呼噜是因为气道不利，多是慢性鼻病、体胖、体虚、睡姿不当造成的。

还有患病时所发出的呻吟声，则可以帮助我们分析疾病的性质。如果生病时所发出的呻吟声高亢有力，则可以判定疾病属于实证，如果发生的呻吟声低微无力，则可以判定为属于虚证。

另外，通过观察患者语言的表达与应答能力有无异常，则可以分析神志是否清明。比如有的患者病情严重的时候说话神识不清，语无伦次，像是疯了一样，这在病理上属于"谵语"，多是因为邪热侵扰了心窍，扰乱了神明；还有的患者会自言自语，喃喃不休，多是因为心气虚弱，神气不足。

当然除了这些之外，咳嗽声、肠鸣音、呼吸声、心音都可以帮助我们分析疾病。唐代名医孙思邈讲过："省病诊疾，至意深心，详察形候，纤毫勿失。"就是说中医大夫看病一定要一丝不苟，只有处处留心，不放过一丝蛛丝马迹，才能准确地分析病情，救患者于危难之中。

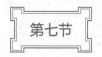

第七节

疾病可以"嗅"出来

知名医学杂志《柳叶刀》曾刊登过这样一则有趣的报道：一位女主人腿上长出了一颗黑痣，家里养的爱犬总是凑上去嗅个不停，女主人觉得奇怪就去医院检查，结果诊断出这颗黑痣原来是恶性黑素瘤的前期征兆。

疾病可以"嗅"出来，这在中医理论中早已不是什么新鲜事。《形色外诊简摩·嗅法》就对各种病理气味进行了整理："人病尸臭不可近者，死。口气重者，胃热盛也……"

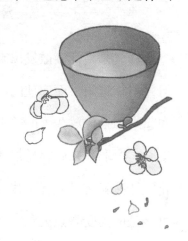

人体的气味可由各处散发，口腔、汗液、二便、痰液等，这些气味产生的部位本身

也是与人体脏腑气血联系最为密切的部位，在疾病情况下，由于邪气侵扰，气血运行失常，体内的污浊之物排不出去就会生成腐浊之气。

口　气

口气是从口腔中散发的气味。生活中每个人都希望自己吐气如兰，可这很难做到。当我们口腔不洁、龋齿、便秘或消化不良的时候就会口气酸臭；当我们肠胃有热的时候，食物就会腐化过度，口气臭秽；当肠胃溃疡出血的时候，口气不但腐臭，还会兼见咳吐脓血。

汗　气

汗气是指汗液散发出来的气味。汗液本身虽然有异味，但并不算难闻。而病理的汗气却是或腥膻，或腥臭。汗气闻起来如果像放久了的羊肉味，那说明是风湿热邪侵扰了皮肤。湿邪本来就容易加速食物的腐化，所以经过湿气促化，汗液就有一股腥膻味。汗气如果闻起来腥中带臭，则可能是因为受暑热火毒之邪。食物在气温高的环境下容易发臭，汗液也是这样。

痰液之气

痰液之气指的是痰液散发的气味。痰液的生成排序和肺脏有关，如果痰液浑浊带血，腥臭异常则多是害了肺痈，是热毒炽盛所致。如果痰液清稀味咸，则说明是害了外感风寒。

二便之气

二遍之气指的是大便和小便的味道。大便酸臭难闻，多属于肠内有热。大便溏泄腥臭，多是因为脾胃虚寒，不能腐化体内的食物。大便泄泻腐臭，夹杂着未消化食物，多是食积引起的，是吃太多了超过了脾胃的承载能力，消化不了。

呕吐之物之气

呕吐之物清稀无臭，多属胃寒；气味酸腐臭秽，多属胃热；呕吐未消化的食物残渣，多是因为食积；呕吐物腥臭且夹杂有脓血，则多是肠胃溃烂。

当然，除了嗅身体散发的气味可以了解疾病，嗅患者住所的室内之气也可以辨知一二。比如，走进患者的住所，如果闻见腐臭气，则患的多半是溃疡外伤类疾病；如果闻见尿骚味，则多半为患了肾病；如果闻见一股烂苹果气味，那多半是得了糖尿病。

你看中医是不是非常神奇，凭着一个鼻子，就可以把疾病嗅出来！

第八节

中医脉诊的奥妙

在古代没有现代医学的检测设备，诊断疾病全靠"望、闻、问、切"四项绝活，这其中的"切"就是就是摸摸患者手腕部的脉搏，俗称切脉，亦称脉诊。

脉诊在我国有悠久的历史，它是我国古代医学家长期医疗实践的经验总结。1973年湖南长沙马王堆三号汉墓出土的医药文献帛书——《脉法》与《阴阳脉症候》，说明早在两千多年前，脉学便已成为我国古代医学的重要组成部分了。春秋战国时期的名医扁鹊，便是以精于望、闻、问、切特别是脉诊而闻名的。

切脉，是中医科医生诊察疾病的重要手段，更是中

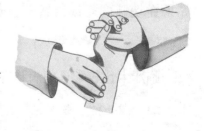

医辨证的"拿手好戏"。经验丰富的中医大夫，通过"按二指"就能相当准确地判断患者患病的部位和性质，推测疾病的进展和预后，窥察体内邪正盛衰等情况。也正因如此，"号脉知百病"的中医传统文化，已经深深的扎根于百姓心中，如果一位中医大夫不会号脉，那就不能称之为中医。

中医认为人体的血脉贯通全身，内连脏腑，外达肌表，运行气血，周流不休。所以，脉象的产生与心脏的搏动，心气的盛衰，脉管的通利和气血的盈亏，脏腑的协调都有直接关系。通过手指感觉脉搏的跳动，就可以得到脏腑、气血、阴阳等综合信息。

人体正常的脉象是不快不慢，不浮不沉，呼吸一次跳动 4~5 次。脉象中透着一股"宠辱不惊，任其庭前花开花落；闲庭信步，静观天边云卷云舒"的从容气魄。如果在切脉的时候，感觉不到这股神韵，那脉象就属于"病脉"。

临床上比较常见的病脉有"浮、沉、迟、数、虚、实、洪、细、滑、涩、弦、结"这几类脉。

浮 脉

浮脉特征主要体现在一个"浮"字上，中医形容"浮如水漂木"，意思就是触摸浮脉的感觉就像是按压漂浮在水面的一块木头。一般轻取即得，重按后感觉脉搏稍减但不空。浮脉脉象一般预示着病在体表，多为感冒、风寒等外感疾病引起的。外邪侵袭肌表，身体内的气血出来反抗，所以脉气才鼓动于外，触摸起来如水浮木。

沉 脉

中医形容沉脉的特征是"如石入水"，就像是一块石头投进水里深不见底。所以，沉脉又可以理解为"深脉"，一般轻取不易察觉，只有用重指力按才能感觉到脉搏明显的跳动。沉脉出现的时候预示所患疾病属于里证，所以病邪深入体内，或者直接是由里产生的，多见于气滞、血瘀、食积等病证。此外，当气血不足，阳虚气乏的时候无力升举鼓动脉管，也会出现沉脉现象。

迟　脉

迟脉的意思就是脉来的迟慢，正常每分钟脉搏约 60 次，而迟脉则远低于这个标准。迟脉一般多见于寒证，因为血的运行有赖于阳气的推动，当寒邪侵袭人体，阳气受损，可导致心动迟缓、气血凝滞、脉流不畅。另外，脏腑实热也会导致迟脉，因为体内有热的话就会耗损津液，一些运化中的食物残渣就会变成干燥的粪便，排不出去而阻塞肠道。这样气血运行受阻，脉道自然也会不通畅，脉搏跳动就会比正常的慢半拍。

数　脉

如果把迟脉比喻慢性子的话，数脉就属于急性子。数脉的脉象急促快速，每分钟脉搏在 90 ~ 120 次之间。数脉一般多见于热证。热则气血运行加速，脉搏跳动快，一般容易出现发热、面红、舌红苔黄等症状，体热的人平时可喝些金银花茶、沙参茶等。

虚　脉

　　虚脉的脉象特点是脉搏搏动力量弱，举指无力，按之空豁，施出的力道如同用在了棉花上得不到反馈。正如它的名字，虚脉多见于虚证，而且多为气血两虚。因为气虚无力推行血液运行，所以脉管疲软无力。血虚则不能充盈脉管，脉管就像是破了洞的水囊，按之空空如也。

实　脉

　　实脉的特点是脉象搏动有力，其势来去皆盛，感觉就像是血气方刚的小伙子，很有力量。实脉多见于实证，这个时候邪气亢盛，正气不虚，两股势力正较着一股劲相互搏斗，所以表现在脉象上也处于紧张状态。当然，正常人的脉象也可表现为跳动有力，但必定兼有和缓之象，这一点上两者不能混淆。

洪　脉

　　洪脉的脉象特点就像是发洪水一样，来盛去衰，波涛汹涌。脉体宽大，搏动部位较浅，应指有力。洪脉为阳脉，在夏季出现的时候多为正常脉象，因为夏季阳气亢盛，肌肤体表开泄，气血向外，所以脉象犹如滔滔之洪水。不过，当出现在其他季节，或是出现在患病的时候，这说明此时体内正邪剧烈交争，气盛血涌。

细　脉

细脉的脉象特点是脉道狭小，指头手指触压的时候就像是放在一根细线上。细脉一般多见于气血两虚或湿邪。血虚则不能充盈脉管，气虚则无力推动血行，故脉细小无力，这种情况下一般用黄芪当归来煲汤喝，可补益气血。此外，湿邪也会阻遏脉管，导致气血运行不利，脉细小而缓。

滑　脉

滑脉的脉象特点是往来流利，如同圆珠流畅地在盘子上滚动。滑脉还多见于痰湿、食积和实热等病证上。而且在古代，滑脉还是判断女子怀孕的重要依据，不过妊娠可出现滑脉，但滑脉不一定都是妊娠。已婚女性如果停经四十五天以上，出现典型滑脉，且身困乏力似感冒，或出现恶心呕吐，才考虑怀孕。

涩　脉

涩脉，就是艰涩不畅的脉象。中医形容为"轻刀刮竹"，意思就是刀片在竹子上刮过，那感觉大家自己可以体会一下。涩脉多见于气滞、血瘀或精伤、血少等证。气滞、血瘀则邪气停留在脉管导致脉气往来艰涩。精血亏少则不能充盈脉管，脉管失去濡润，就像冬天没有擦护肤宝的手，脉气经过的时候干燥粗涩。

弦　脉

弦脉的"弦"就是琴弦的"弦"，弦脉的脉象就像是手指按在琴弦上，脉势强、脉道硬，切脉的时候有挺然指下，直起直落的感觉。弦脉"在脏应肝"，意思是弦脉多出现在肝胆病上。肝主筋，脉道的柔软、弦硬与筋的弛缓、强劲之性相互联系。所以爱生气的人，因为肝失疏泄而致气机郁滞，所以脉象都是弦脉。

结 脉

《脉经》上说："结脉往来缓，时一止复来。"结脉的脉象特点是脉来迟缓，脉律不齐，跳动的间隙会不定时地停顿几下，让人摸不着头脑。脉率缓慢，那肯定是因为脉管内阴寒偏盛导致脉气凝滞。脉率有时停止，那是因为气结、痰凝、血瘀等积滞不散，脉气被堵住了。所以，弦脉的脉象多见于阴胜气结、寒痰血瘀等证。另外，如果气血衰弱，脉气不续，脉象也会往来缓慢，且结而无力。

当然，这十二个脉象是众多病理脉象中最常见的，有些脉象还很相似，容易混淆不清，正如晋代名医王叔和说"脉理精微，其体难辨……在心易了，指下难明"。中医是一门经验学科，要想真正领悟脉诊的奥秘，还需要我们多多实践。

第九节

不吃药就能治病的大智慧
——中医外治法

　　生病了，大多数同学会想到吃药。不过咱们中国人有句古话叫作"是药三分毒"，任何药物都带有自身的偏性，也就是常说的"副作用"。

　　药物是把双刃剑，在治疗疾病的同时，也可能会让身体产生其他不适的症状。所以，中医有"中病即止"的理念，意思是疾病一旦被治好，就立即停止用药，告诫人们要少用药、慎用药。现代医学同样证实，长期用药和过量用药，会对人体的肝、肾产生损害，还会令身体对药物产生依赖。

　　那有没有不吃药就能治病的办法呢？答案是肯定的，这就是祖国传统中医的自然疗法。

中医自然疗法，是一种不用西药、不用注射、不用手术、简易安全、经济有效的疗法，可谓是东方医学中的神奇之处。中医的自然疗法注重调动人体内在的"自我调节功能"从而达到治病健身的目的，因此具有极大的魅力和无限的生命力。

其实在校园里，无形中大家都有受到过中医自然疗法的裨益。比如说我们在课余时间所进行的"眼保健操"，就是根据中医学中的推拿、经络理论，结合康复体育而发明出的按摩方法，它通过对眼部周围穴位的按摩，使眼周气血通畅，从而改善眼神经营养，以达到消除眼部疲劳，缓解近视的目的。

还有，在很多家庭里，当父母因为辛勤工作而肩颈疼痛，他们就会互相之间用自己的双手为对方进行按摩，这也是中医自然疗法的具体运用。

中医传统的自然疗法，概括起来主要包括：砭石、针灸、推拿、吐纳导引法。

砭石，即是砭石疗法。在古代，我们的祖先没有药理知识，还不懂得草本植物的疗效，每当身体不适的时候，就用光滑的石头进行热敷和刮拭。而一些特殊的石头对于病痛颇有疗效，于是逐渐总结为一套系统疗法。

现代医学研究发现，砭石可以发出许多对人体有益的远红外射线和超声波脉冲，从而促进微循环，调理新陈代谢，唤醒现代人疲乏的身体，全面增强人的免疫能力。

针灸，是针法和灸法的总称。针灸是一种中国特有的治疗疾病的手段，早在先秦时期《黄帝内经》就有记载："藏寒生满病，其治宜灸"。

目前学者普遍认为，针灸是由最初的砭石疗法发展而成的，"砭而刺之"渐发展为针法，"热而熨之"渐发展为灸法。针灸运用针刺和艾灸，通过经络、腧穴的传导作用，应用一定的操作手法，来治疗全身疾病。

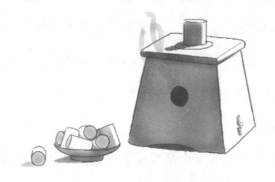

由于针灸疗法具有独特的优势，疗效显著，且基本没有副作用，所以很受老百姓喜欢，远播日本、朝鲜、印度、阿拉伯等国家和地区，是我们引以为傲的中国治疗技术。

推拿是人类在长期与疾病做斗争过程中，逐步认识、总结并创出的一种最古老的医疗方法。它以中医的脏腑、经络学说为理论基础，结合西医的解剖和病理诊断，运用推、拿、按、摩、揉、捏、点、拍等形式多样的手法作用于人体体表的特定部位以调节机体生理、病理状况，达到疏通经络、推行气血、扶伤止痛、祛邪扶正、调和阴阳的疗效。

吐纳导引法，包含了呼吸运动和肢体运动，通过身心内外运动的形式来锻炼身体，抵御疾病。比较被人们所熟知的有八段锦、五禽戏、易筋经、太极拳等等。

《吕氏春秋》记载，早在4000多年前的唐尧时代，就有"民气郁瘀而滞着，筋骨瑟缩不达，故作为舞以宣导之"的导引实践。

汉代张仲景在《金匮要略》中提到"导引吐纳"具有

"通利九窍"的作用；晋代葛洪认为吐纳导引能"善行气者，内以养身，外以却病恶"。

砭石、针灸、推拿、吐纳导引这些疗法，有一个共同的特点，那就是不用服一汤一药，而是依靠物理方法，通过对身体的经络或者穴位的刺激来激发人体的潜能，依靠自身的能力去战胜疾病。

如果把人体患病的过程比喻为正邪斗争，服用药物就相当于是正气找来了援兵，虽然打败了敌人，但并不全是自己的功劳，等到下次敌军来犯，还得寻求外援。而自然疗法是通过整军肃纪，加强操练，让我方军队的作战能力得到整体提升，用自己的力量来战胜敌人。这就是咱们中医药的独特、灿烂的神奇之处。

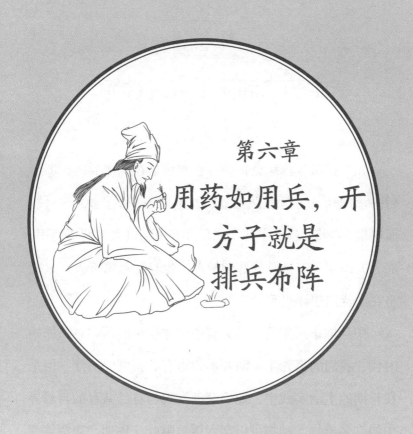

第六章

用药如用兵，开
方子就是
排兵布阵

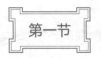

中药来源于上天的馈赠

如果把医生诊病分析的过程看作是在刺探敌情，那最后一步用药开方就是调兵遣将，准备要与敌人大干一仗。而这里的"将"就是中药，如果没有中药供大夫调遣使用，那大夫即便是有必胜病邪的把握，也只是孤家寡人，只能坐在大营内望洋兴叹。

中药即中医用药，是只有中医才使用的药物。在原始时代，我们的祖先生了病并不知道有药物可以治疗，但是在长期的生活实践中，他们渐渐发现与自己共存的自然界中的许多植物、动物可以起到缓解呕吐、昏迷、腹泻等症状的作用，慢慢地就积累起认识和辨别药物的经验。

关于中药的发现和运用，一般认为起源于神农氏。在汉代《淮南子·修务训》中记载："……神农尝百草之滋味，水泉之甘苦，令民知所辟就，当此之时，一日而遇七十毒。"

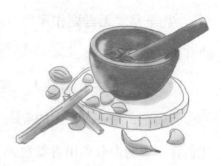

当然，"神农尝百草"自然有神话的色彩，但"尝"就是古人认识中药所迈出的第一步，也是必然的选择。

比如说，古人吃到薄荷叶，感觉咽喉清凉舒适，才认识薄荷叶有清凉祛火的作用；吃到生姜，感觉身体温热，才知道生姜有驱散风寒的作用；吃了大黄，会腹泻拉肚子，才知道可以用来治疗排便不畅；吃了瓜蒂，会导致呕吐，才知道利用催吐法治疗食积。就这样，我们的祖先经过无数次的"亲口尝试"，对自然界的许多事物有了普遍的认识。

几千年来，人们也总结出数以千计的中药材，这里包含了植物、动物、矿石，这些东西全都是来源于大自然的馈赠。我们祖先认识中药的过程，其实就是认识自然的过程。也正因如此，中药往往比西药的"毒副作用小", 甚至是"无毒副作用", 因为它是纯天然、无公害的有机产品。

中药是我国古代劳动人民通过长期实践所积累起来的医药遗产, 是一个巨大的宝库。我国科学家屠呦呦就是凭借在中草药中分离出青蒿素, 才获得了国际诺贝尔医学奖, 为数以万计深受疟疾折磨的人们带去了福音。

中药的四气五味

据统计，现在已知的中药资源总共有 12807 种，其中药用植物 11146 种，药用动物 1581 种，药用矿物 80 种。这么庞大数量的药材种类，就像是摆放在大型商店里的精致商品，琳琅满目。不过商品虽多，买的时候我们肯定是购买自己需要的。大夫确诊开药也是这个道理，并不是胡子眉毛一把抓，而是对症下药，给"上火"的人以清凉的药，给风寒的人以温热的药，给里实的人以泄下的药，给食积的人以消食的药。

所以，了解中药的性质对医生来说非常重要，因为只有清楚某种中药能起到什么效果，才能运用到具体症状上。

而中药的性质概括起来就是"四气五味"。《神农本草经》的序目上说："药有酸咸甘苦辛五味，又有寒热温凉四气。"每一味药都有一定的性和味，它们就像是挂在商品上的说明书，我们只需大致一看就知道它是不是我们需要的东西。

四气，即寒、热、温、凉。它反映的是药物对人体阴阳盛衰、寒热变化的作用倾向。比如说我们夏天常用来泡茶的栀子，它在四气上就属于寒凉的性质，所以可以在炎热的盛夏用来解暑。再比如羊肉，冬天吃起来身体暖和和的，则说明它在四气上属于温热性质。

其实，寒热温凉之中寓有阴阳含义，温、热属于阳，寒、凉属阴。温热与寒凉虽是相互对立的，但在同一种阴阳属性下寒与凉、温与热，两者只是程度上的不同，即"凉次于寒""温次于热"。

在很多中药文献上，它们对药物的四气进一步分解为"大热""大寒""微温""微凉"，都是对四气程度不同的进一步区分，依然是在"寒、热、温、凉"的四气范围之内。

了解中药的四气属性，其实对临床治疗有重要的指导意义。一般来讲，寒凉性质的药物具有清热泻火、凉血解毒、滋阴除蒸、泻热通便、清热利尿、清心开窍等作用；温热性质的药物则具有温里散寒、暖肝散结、通经活络等作用。根据中医"热则寒之，寒则热之"的治疗原则，受了风寒的患者一定不能给用寒凉性质的药物，如果搞混了寒热温凉，那就如同拿反了匕首，把刀尖朝向了自己。

中药的五味，即酸、苦、甘、辛、咸。每一种药物都有属于自己的独特味道，比如黄连是苦的，枣仁是酸的，薄荷是辛的。古代医家最先总结五味，就是通过品尝开始的。不过，经过上千年的归纳和提炼，中医的五味已经不仅仅是药物味道的真实反映，更是对药物作用的真实概

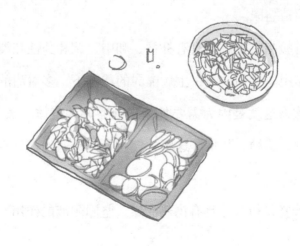

括。中医五味，既代表了药物味道的"味"，还包含了药物作用的"味"。

五味的药物作用，古人早有概括，用中医经典书籍《黄帝内经》上的原文叙述就是"辛散、酸收、甘缓、苦坚、咸软"。

辛散指的是辛味具有发散、行气行血的作用，比如苏叶可以发散风寒、木香可以行气除胀、川芎可以活血化瘀，都是得益于辛散的作用。

酸收指的是酸味具有收敛、固涩的作用。我们吃山楂的时候酸得全身紧缩，这就是收敛的作用。酸味的收敛、固涩体现在药理上就是能固表止汗、敛肺止咳、涩肠止泻、固精缩尿。

甘缓指的是甘味具有补益、和中、调和药性和缓急止痛的作用。比如，人在生病虚弱的状态下，多对甜的东西有食欲，这就是因为需要甘味来补益调和身体。像人参、熟地黄、饴糖、甘草等这些补气、补血的药物都具有甘味的特性。

苦坚是指苦味具有泻热润燥、坚固阴液的作用。有句俗语"哑巴吃黄连，有苦也难言"，黄连其苦无比，但是在中药学上它却具有祛火泻热的独特功效。再比如，夏天我们常吃的苦瓜，因为也具有苦味的特性，所以常被我们用来炒菜吃，可以在炎热的夏季清热败火，排毒利尿。

咸软是指咸味具有泻火通便、软坚散结的作用。一般来讲，泻下或润下通便及软化坚硬、消散结块的药物多具有咸味，如芒硝、海藻、鳖甲等。而且咸味入肾，有些原本不具备咸味的药物经过盐水炮制后可以起到引药入肾的作用。

一味药的药性是由气和味共同组成的，必须把四气和五味结合起来才能准确地辨别药物的作用。王好古在《汤液本草》上说："味则五，气则四，五味之中，每一味各有四气……"只有全面熟悉了药物的气和味，才能更好地掌握药性。

第三节

中药在体内是如何运行的

不同的药物在进入体内后走向是不同的，有的药往上升，有的药往下降，有的药入五脏，有的药达四肢，概括起来就是"升降沉浮"。

升，即上升提举；降，即下达降逆；沉，即向内收敛；浮，即向外发散。比如，瓜蒂药性主升，所以可以用来催吐；巴豆药性主降，所以可以用来通便。利用药物升降沉浮作用的趋向性，我们在治病的时候可以有的放矢，对症下药。

那怎样去把握药物的升降沉浮呢？靠死记硬背显然是不行的。

药物的升降沉浮不单受四气五味的影响，还受质地轻重、炮制配伍等因素的影响，我们通过分析这些影响因素，倒推药物运行的路径其实并非难事。

一般来讲，凡味属辛、甘，气属温、热的药物，大多都是升浮药，如麻黄、黄芪等；凡味属苦、酸、咸，性属寒、凉的药物，大多都是沉降药，如大黄、芒硝、山楂等。

从药物的质地来看，因为花、叶、皮、枝等质地轻盈的药物，其在人体的运行路径也是主升、主浮，如苏叶、菊花、蝉衣；而种子、果实、矿石、贝壳质地沉重，进入人体内就会向里、向下行走，所以主降、主沉，如苏子、枳实、牡蛎等药物。当然，除一般规律外，还有一些药物具有特殊性，如旋覆花虽然是花，但功能却是降气消痰，药性不升反降。苍耳子虽然是果实，但功能却可以通窍发汗、散风除湿，药性不降反升。所以，就有"诸花皆升，旋覆独降；诸子皆降，苍耳独升"之说，我们在掌握一般规律的时候，也要注意特别现象。

此外，药物的升降沉浮与炮制方法、配伍组成也关系密切。我们知道，酒具有升散的效果，药物如果被酒炮制后，就如同喝晕了一样，忘记了自己的行走路线。所以，很多原本是沉降属性的药经过酒炙以后也可以上行疏散

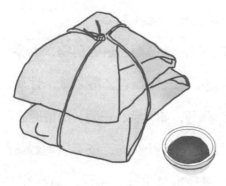

解表，如大黄本来是泻热通便的，经过酒炒以后，还可以治疗上焦的目赤头痛。

另外，如果一组药方里，大量沉降药只配少许的升浮药，那升浮药就会寡不敌众，丢弃自己原本的行经路线而随波逐流。比如，能引血下行的牛膝，如果和红花、桔梗、柴胡、枳壳配伍在一起，牛膝就可随着它们上行，治疗上焦瘀血证。

总而言之，药物进入体内后其效力并不是毫无章法的乱窜，而是像有序运行的列车一样，有各自的运行轨道，有开往北京的，有开往上海的，大家各行其道互不干扰。

第四节

中药如何排兵布阵

俗话说："用药如用兵"。兵在精不在多，用之得当则旗开得胜，药到病除；用之不当，则损兵折将，贻误病情。

古人打仗讲究排兵布阵，对敌人做出相应克制的阵型，往往可以起到以少胜多的效果。像三国时期的诸葛亮，利用石头和树木布阵，竟然把周瑜的千百万人马搞的晕头转向，最后折戟而归。

对于中医大夫来说，中药就是他们麾下的士兵，如何把士兵组合在一起摆列出杀敌除疾的阵型，是

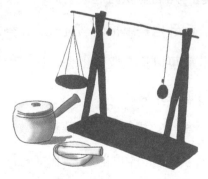

他们最需要考虑的问题，也就是中药的配伍问题。

配伍就是按照病情的不同和药物的不同特点，有选择性地将两种以上的药物组合在一起。仔细想想，是不是和将军排兵布阵一个道理？

药物配合应用，相互之间必然会产生一定的作用，有的可以增进原有的疗效，有的可以相互抵消或削弱原有的功效，总的来说有单行、相须、相使、相畏、相杀、相恶、相反。

单行：单行就是单用一味药来治疗某种病情单一的疾病。使用单行配伍，一般有两种情况，一是使用的这味药是一员猛将，可以在万军之中取上将首级。如名贵的补药人参，古方独参汤，单用一味人参，就可以治疗大失血所引起的元气虚脱的危重病症。另一种情况就是病情比较单纯，病邪也是单枪匹马过来的，势力较弱，所以也只需一味药就可以把它驱逐出去。比如用马齿苋治疗痢疾，益母草膏调经止痛。

相须：相须就是把两种功效类似的药物配合应用，可以增强原有药物的功效。比如把同时发散风寒的桂枝和麻黄放在一起，就可以增强发汗解表、祛风散寒的药效。知母和贝母相须配伍，就可以增强养阴润肺、化痰止咳的功效。相须其实就是为了达到 1 加 1 大于 2 的效果，病情严重的时候，单一味药效力不够，就要通过相须的配伍方法增强疗效。

相使：相使就是以一种药物为主，另一种药物为辅，两药合用，辅药可以提高主药的功效。相使中的辅药主要是为了辅助、弥补主药的不足，并不要求两种药物必须同类。比如我们生活中会喝到的枸杞菊花茶就是一对相使关系，枸杞补肾益精、养肝明目为主药，菊花清肝泻火，能益阴明目，可以增强枸杞的补虚明目的作用。

相畏：畏是畏惧，相畏就是两个药物放在一起，一个药物的毒副作用可以被另一个药物所抑制。"是药三分毒"，有些药物在治疗疾病的时候还会产生一定的毒副作用，这个时候可以配伍一个它所畏惧的药物，抑制它的毒性。中药上还有专门的配伍歌诀，来描述药物之间的相畏关系，如"半夏畏生姜""熟地畏砂仁"。生半夏可以令人咽痛喑哑，用生姜炮制后其毒副作用就大为缓和；熟地滋腻影响消化，配伍的时候加上砂仁，就可以减轻对脾胃的影响。

相杀：相杀就是一种药物能够消除另一种药物的毒副作用。比如绿豆可以解巴豆的毒副作用，绿豆和巴豆就是相杀的关系。相杀和相畏其实并没有实质的区别，相杀对另一种药物的毒副作用所起到的抑制作用比相畏更加强烈，可以直接消除。

相恶：相恶就是一种药物能够破坏另一种药物的功效。就像两个相互憎恶的人，两个人放在一块工作就起不到 1 加 1 大于 2 的效果，反而会适得其反，影响药物原本的治疗作用。

相反：相反是两种药物搭配在一起会产生剧烈的毒副作用。如甘草反甘遂，贝母反乌头，若是相反的药物搭配在一起，不但不能救人，反而还会害人。相反是用药禁忌，中医总结出 18 味相反的中药，中医大夫要特别谨记，避免毒副作用的产生。

单行、相须、相使、相畏、相杀、相恶、相反，这七个配伍法则就像是阵法秘籍，为医者为将，必须熟练运用这个兵法，重视对药物配伍的研究，这样才能战无不胜。

第五节

中医用药应注意哪些禁忌

中医讲"是药三分毒"，认为："大毒治病，十去其六；常毒治病，十去其七；小毒治病，十去其八；无毒治病，十去其九。"

中医的"毒性"并不是我们日常所认识的"毒药"，而是药物的偏性。偏性如果对我们有益则无毒，偏性对我们有害则有毒。举个例子来说，西瓜的偏性是寒凉，如果在夏天吃，就可以解暑，但如果在冬天吃，就容易拉肚子。

有句古话叫"人参杀人无过，大黄救人无功"。人参是公认的大补药，以致大家在脑海中形成这样一种观念：补药无害，多多益善，有病治病，无病强身。其实，对于年老气虚体弱患者，人参不失为滋补佳品，特别是野山参，有时是急救良药，挽人生命于顷刻之间。但对年轻力壮、内热旺盛、高血压患者来说，人参轻则可以使其鼻血直流，重则置人于死地，错用之害不亚于服食砒霜。

所以，中药的偏性并不是指我们吃了会毒死人，它是一种相对的概念，关键看我们怎么把握它的偏性。

而中医治病就是利用药物的偏性，药有寒热温凉平、辛甘酸苦咸之偏性，人有气血阴阳、寒热虚实体质之偏颇，中药治病是以药之偏性纠正人体之偏颇。如阴虚内寒体质者，当用温热药补之；阳盛热甚者，当用寒凉药清泻之，使人体内环境恢复平衡。

影响药物偏性的因素有很多，配伍情况、证候情况、妊娠情况、饮食情况等等，这些都是中药的天时地利人和，也是中医大夫用药时需要特别注意的禁忌。

在配伍禁忌中，要注意某些药物合用会产生剧烈的毒副作用或降低甚至破坏药效，比如：蟾酥、川乌合用有使心跳过缓、血压下降的危险，严重者还会引起心源性的休克；黄药子、野百合使用过多，可以造成肝脏损害；还如益母草、苦参可致肾脏功能的损害等。

在证候禁忌中，要注意使用的药物要符合患者的症

状，也就是对症下药。如果
药不对症，对患者来说可能
不是雪中送炭，反而是釜底
抽薪。比如体质虚弱导致多
汗的患者，在药方里不慎加
了专门发汗的麻黄，那就会

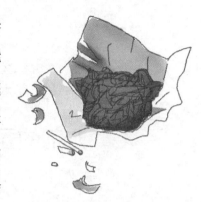

加重患者病情。而且在治疗已经怀孕的女性患者时，一定
要特别谨慎，因为像桃仁、红花、大黄、枳实、巴豆这些
活血、通经、行气的药物都有损害胎元的副作用。

　　另外在服药期间，患者的饮食也要忌生冷、油腻、有
刺激性的食物，这在中医上叫"忌口"。比如，皮肤病患
者应忌鱼虾、螃蟹之类的海鲜和辛辣刺激性的食物，脾胃
虚弱的患者应忌食油炸甜腻、不好消化的食物，因为这些
食物会对病邪起到推波助澜的坏作用。

　　其实相较于化学药品，中药材大多来源于天然的动植
物，药性平和，毒副作用很小。但是对大夫来说，面对的
却是患者的生命和健康，一定要慎之又慎，用药上不能有
一点马虎。不能对患者不负责任，乱用药。

第六节

方剂的君臣佐使

夏天的时候，药店有一种商品会卖得非常好，而且我相信，有不少人也都服用过，那就是"夏桑菊"。

夏桑菊是我国一种传统的凉茶，气味芳香、味道甘甜，药用可以清热解毒，治疗风热干、上火咽喉肿痛等，夏天也可以作为消暑的清凉饮料，有益无害。

但是大家知道吗，夏桑菊是由中药夏枯草、冬桑叶，以及甘菊等多种药材配伍出来的，各种功用的药物放在一起，就像是八仙过海各显神通，最后才达到了夏桑菊成品药的这层疗效，这就是中医中的方剂。

说白了，其实方剂就

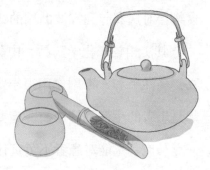

是治病的药方，方剂中方指医方，剂，古作齐，指调剂。在最初的时候，方剂仅有两三味药构成，十分简单。后经过长期的医疗实践，医家又学会将几种药物配合起来，经过煎煮制成汤液，即是最早的方剂。

药物的功用各有所长，也各有所短，只有通过合理的组织，调其偏性，制其毒性，才能为我们所用。清朝名医徐灵胎就曾说："药有个性之特长，方有合群之妙用。"

不过，方剂中的药物组合并不是简单的堆砌，而是有机的组合，必须符合"君臣佐使"的基本结构。

君药：针对主病或主证或主因起主要治疗作用的药物，在方剂组成中不可或缺。

臣药：协助君药加强治疗作用的药物或是针对重要的兼病或兼证起主要治疗作用的药物。

佐药：佐助药，即配合君、臣药以加强治疗作用，或直接治疗次要兼症的药物；佐制药，即用以消除或减弱君、臣药的毒性，或制约其峻烈之性的药物；反佐药，与君、臣药性味相反而又能在治疗中起相成作用的药物。

使药：引经药，即能引导方中诸药达到病所的药物；

调和药，即能调和方中诸药作用的药物。

《黄帝内经》上记载："主病之谓君，佐君之谓臣，应臣之谓使。"如果把方剂看作是小朝廷的话，那个对疾病起到主要治疗作用的药物就是高高在上的皇帝，协助皇帝治疗疾病的那些药物就是臣子。

比如治疗感冒常用的方剂"麻黄汤"，麻黄汤里有麻黄、桂枝、杏仁、炙甘草四味药组成，虽然都在一个方子里，但是它们的构成是有严格的"阶级划分"的。麻黄，性味辛温，能发汗解表、散寒平喘，是外感风寒时无汗发热、咳嗽身通的克星，所以它在"麻黄汤"中是稳坐龙椅的君药。

桂枝效力虽远不及麻黄，但是它可以协助麻黄发汗散寒，解头身之疼痛，帮助君主分忧，所以它是臣药。

杏仁，性味苦平，虽不能发汗散寒，但可以降肺气，治咳嗽，有佐助治疗的作用，所以是佐药。

炙甘草，性味甘温，它虽然对疾病没有明确的功用，但却是个"和事老"，可以调节麻黄、桂枝和杏仁的关系，让它们相处的更加融洽，所以它是使药。

另外，俗话说："国可以无相，但不能无君。"在遣药组方的时候并没有固定的程式，也并不要求君臣佐使四个职务都要有药物任用，但是任何方剂组成中，君药都是必不可少的。

上医医国，其次医疾。药在处方正如官居朝廷，方剂内诸多药物的角色配置，最能体现施政者的用人之道。一朝之内，君主殚精竭虑，臣子鼎力相助，上下同心，才能开太平盛世，对方剂来说也是这个道理。

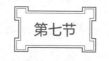

中药应该如何吃

直到药方开出来的那一刻，一个医生的职责才基本算是尽到底了。剩下的步骤，便是患者拿着医生所开的药方抓药、煎药、吃药，自己得认真遵从医嘱，按时服药，才能使自己尽快康复。

但是，你别看这煎药、吃药是最后一步，但行百里者半九十，我们还是要认真对待，马虎不得。

其实，煎药、吃药远没有我们想的那么简单，里边的学问可大着呢。下面我就教一下大家如何正确地煎药、服药。

拿到药物后，我们首先要选一个熬制药物的器具。最好选用砂锅，因为砂锅的材质稳定不会与药物成分发生化学反应，其传热均匀缓和，这也是自古沿用至今的原因之一。千万不要因为懒，就省事而使用铁锅、铜锅，这些器具的化学性质极不稳定，在煎煮药时易与中药所含的化学成分发生反应。

药物在煎煮之前要先浸泡一会儿，这是因为来源于植物类的中药多是干燥品，通过加水浸泡可使药材变软，组织细胞膨胀后恢复其天然状态，煎药时易于有效成分浸出。一般以花、叶、茎类为主的药物，浸泡时间为 1~1.5 小时；以根、种子、根茎、果实类为主的药物浸泡时间为 2~3 小时。

浸泡完之后，我们就把药物放在砂锅内，然后开始加水。按照传统的加水方法，是将药物放入锅内，第一次煎煮的加水量以水超过药物表面 3~5 厘米为宜，第二次煎煮的加水量以超过药物表面 3 厘米为准。这种加水方法，简便易行，又很容易掌握。当然，因为药材质的不同，我们可以在传统标准的前提下适当调

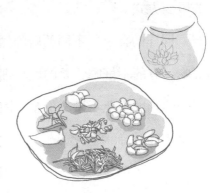

整，对吸水量多的花、叶、全草类药物，加水量就要多一些；对吸水量少的矿物类、贝壳类药物，加水量就可以少一些。

在对火候的掌控上，先用大火烧至沸腾，待沸腾后改用文火，让汤液保持在沸腾状态，又可以减缓水分的蒸发，这样才有利于药物中有效成分的煎出。

按照这样的办法，一剂药可以煎 2～3 次，然后把多次煎熬的汤液合在一起。成人取 400～600 毫升，每日分两次服用；儿童取 200～300 毫升，每日分两到三次服用。

当然煎煮中药除了注意器具的选用、加水量、煎药时间、温度等问题之外，煎中药还需要一份细心和耐心。只有集中注意力去做，才能煎出好药，才算正确、完整的服药方式。

同样的食材，不同的厨师做出的口味就不一样，有的好吃，有的不好吃，差的就是细节上的功夫。所以煎一份好药的难度不亚于做一份全家团圆饭级别的美味佳肴，一定要认真对待。